Valproat bei manisch-depressiven (bipolaren) Erkrankungen – Kompendium und Handbuch

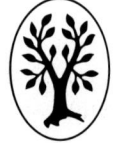

Valproat bei manisch-depressiven (bipolaren) Erkrankungen – Kompendium und Handbuch

Heinz Grunze
Jörg Walden

8 Abbildungen
4 Tabellen

2000
Georg Thieme Verlag
Stuttgart · New York

Dr. Heinz Grunze
Ludwig-Maximilians-Universität
Psychiatrische Klinik
Nußbaumstraße 7
80336 München

Prof. Dr. Dr. Jörg Walden
Universität Freiburg
Abteilung für Psychiatrie
und Psychotherapie
Hauptstraße 5
79104 Freiburg i. Br.

Die Deutsche Bibliothek –
CIP-Einheitsaufnahme

Grunze, Heinz:
Valproat bei manisch-depressiven
(bipolaren) Erkrankungen : Kompen-
dium und Handbuch ; 4 Tabellen /
Heinz Grunze ; Jörg Walden. –
Stuttgart ; New York : Thieme, 2000

© 2000 Georg Thieme Verlag
Rüdigerstraße 14
70469 Stuttgart

Printed in Germany

Umschlaggrafik: Renate Stockinger,
   Stuttgart
Grafiken: Ziegler + Müller,
   Kirchentellinsfurt
Satz: Ziegler + Müller, Kirchentellinsfurt
   System: 3B2 (6.05)
Druck: Grammlich, Pliezhausen
Buchbinder: F. W. Held, Rottenburg

ISBN 3-13-105421-2
                    1 2 3 4 5 6

Vorwort

In den letzten Jahren hat die Erforschung pharmakologischer Möglich-keiten der Behandlung bipolarer Erkrankungen einen großen Sprung nach vorne gemacht. Zunehmend wird klar, dass Lithium nur bei dem kleineren Teil der Erkrankten wirklich hinreichend wirkt; zudem stellen beim Einsatz klassischer Neuroleptika die Nebenwirkungen und die da-mit verbundene Ablehnung der Behandlung für die Akuttherapie eine unveränderte Problematik dar. In Deutschland war es Anfang der 80er Jahre zunächst Carbamazepin, das neue Therapiemöglichkeiten sowohl für die Akut- als auch die Langzeitbehandlung manisch-depressiver Pa-tienten aufzeigte. Da jedoch auch Carbamazepin nicht bei jedem Pa-tienten wirkungsvoll ist und zudem seinerseits auch subjektiv als belastend empfundene Nebenwirkungen aufweisen kann, ging die Su-che nach Alternativen im Bereich der Antiepileptika weiter. Dabei kris-tallisierte sich, insbesondere durch die Arbeiten amerikanischer Grup-pen, Valproat als hilfreiche und im Regelfall gut verträgliche Alternative zur Behandlung manisch-depressiver oder – nach heutiger Nomenkla-tur – bipolarer affektiver Erkrankungen heraus. Seine Handhabung und sein Nebenwirkungsspektrum sind dem in der Epilepsiebehandlung tä-tigen Arzt bereits gut bekannt.

Oft finden sich jedoch Patienten mit bipolaren Erkrankungen bei ge-ringerer Ausprägung der Symptomatik auch in Behandlung von Haus-ärzten oder bei spezialisierten Psychiatern, die nicht alltäglich Epilep-sie-Patienten behandeln und denen daher Valproat in seiner Anwen-dung nicht so vertraut ist.

Aus diesem Grunde haben wir uns entschlossen, mit diesem Buch den Stellenwert von Valproat in der Behandlung manisch-depressiver Erkrankungen, seine weiteren Indikationen sowie seine möglichen Ne-benwirkungen und deren Management darzustellen. Lange haben wir überlegt, dieses Buch nicht generell dem Einsatz von Valproat außer-halb der Epileptologie zu widmen. Doch außerhalb des Bereiches ma-nisch- depressiver Erkrankungen, zum Beispiel in der Migräneprophy-laxe, gibt es eine Vielzahl von Experten, die sich kompetenter hierzu äu-ßern können. Um aber dennoch die alltäglichen Bedürfnisse der Praxis nicht durch Überspezialisierung des Buches aus dem Auge zu verlieren, haben wir diese Indikationen nicht ausgeklammert. Eventuelle Lücken in der Darstellung der Indikationen abseits bipolarer Störungen bitten wir den Experten zu entschuldigen.

Ziel des Buches ist es, für den praktisch tätigen Arzt eine schnelle Orientierung in einer kurzen Darstellung zu bieten; für den an den Details Interessierten wird anschließend der wissenschaftliche Hintergrund näher erläutert und auf weiterführende Literatur verwiesen.

Wir hoffen, dass dieses Konzept eines Lese- und Nachschlagebuches sich für die tägliche Praxis als hilfreich erweisen wird, so dass auch mehr Ärzte von dieser, nach unserer Ansicht wirkungsvollen und vom Patienten gerne akzeptierten Behandlung Gebrauch machen werden.

Bedanken möchten wir uns für die technische Hilfe bei der Manuskripterstellung bei Frau P. Kyrein. In der Zusammenarbeit mit Prof. P. Bräunig und Frau Dr. S. Krüger sind mehrere Abbildungen des Buches entstanden. Bei der inhaltlichen Gestaltung war für uns die Diskussion mit unseren Mitarbeitern, insbesondere Frau Dr. B. Hummel, Frau Dipl.-Psych. S. Schlösser, Dr. B. Amann und Dr. C. Normann, sehr hilfreich.

München und Freiburg	H. Grunze
im Herbst 1999	J. Walden

Inhaltsverzeichnis

I Valproat –
ein kurzes Kompendium

Chemische Struktur

Valproat ist eine verzweigtkettige Fettsäure. Der chemische Name lautet n-Di-Propylessigsäure (Abb. 1).

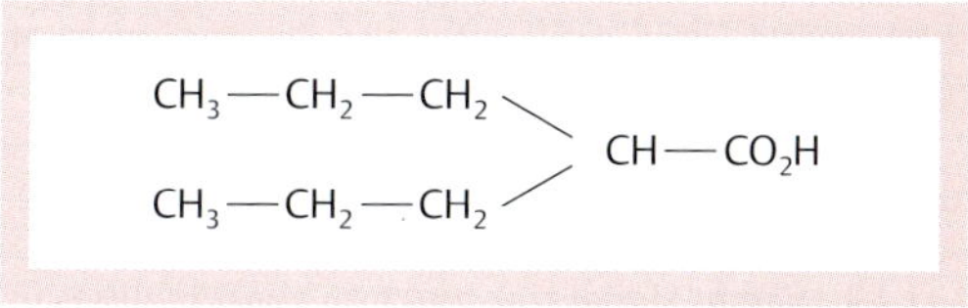

Abb. 1 Chemische Struktur von Valproat.

Wirkmechanismus

➤ Valproat stellt ein in der Monotherapie sehr wirksames Antiepileptikum zur Behandlung partieller und generalisierter Anfälle dar
➤ Es verfügt über mehrere Wirkmechanismen zur Herabregulierung der zentralnervösen Erregbarkeit:
  – Valproat moduliert mehrere Neurotransmitter (GABA, Glutamat, Serotonin, Dopamin) und Ionenkanäle
  – Hinsichtlich bipolarer Störungen werden alle vier genannten Neurotransmitter als potentiell pathophysiologisch bedeutend angesehen. Auch der Kalziumantagonismus und die Modulation von Kaliumströmen kann hier Grundlage der Wirksamkeit von Valproat sein
  – Durch Veränderung GABAerger und glutamaterger Systeme und seine Ca^{2+}-antagonistische Wirkung unterdrückt Valproat Kindling im Tierexperiment, was als ein experimentelles Krankheitsmodell bipolarer Störungen angesehen wird
  – Intrazellulär beeinflusst Valproat den Inositol-Phospholipid-Stoffwechsel, unter anderem durch Herabregulierung der Aktivität des myo-Inositoltransporters
  – Ferner reduziert Valproat die Proteinkinase-C-Aktivität und damit letztendlich die Synthese von Proteinen, die für Zellumbaumechanismen mitverantwortlich erscheinen, wie zum Beispiel der sogenannten MARCKS

Vertiefende und detaillierte Darstellung: Seite 27 – 36

Literatur

Gani, D., C. P. Downes, I. Batty, J. Bramham: Lithium and myo-inositol home-ostasis. Biochim. Biophys. Acta 1177 (1993) 253 – 269

Grunze, H., S. Schlösser, B. Amann, J. Walden: Anticonvulsant drugs in bipolar disorder. Dialogues in Clinical Neuroscience 1 (1999) 24 – 40

Manji, H. K., G. Chen, J. K. Hsiao et al.: Regulation of signal transduction pathways by mood-stabilizing agents: implications for the delayed onset of therapeutic efficacy. J. Clin. Psychiatry 57, Suppl. 13 (1996) 34 – 46

Post, R. M., S. R. Weiss, D. M. Chuang: Mechanisms of action of anticonvulsants in affective disorders: comparisons with lithium. J. Clin. Psychopharmacol. 12 (1992) 23 S – 35 S

Wang, J. F., L. T. Young, P. P. Li, J. J. Warsh: Signal transduction abnormalities in bipolar disorder. In: Bipolar disorder – Biological models and their clinical application, hrsg. von L. T. Young, R. T. Joffe. Marcel Dekker, New York 1997, pp. 41 – 79

Handelspräparate

Valproat ist in Deutschland als Tabletten, Retardtabletten, Retardkapseln, Retarddragees, magensaftresistente Tabletten, magensaftresistente Dragees sowie als Saft, in Tropfenform und als intravenöse Injektionslösung verfügbar.

Verzeichnis der in Deutschland zugelassenen Valproinsäure-Handelspräparate (Stand 1. 8. 1999):

  Convulex® Kapseln150/– 300/– 500 (Valproinsäure)
  Convulsofin® Tabletten 300 (Valproat-Calcium 2 H_2O)
  Convulsofin®-Tropfen (Valproat-Natrium)
  Ergenyl® Filmtabletten/– 150/– 300/– 500 (Valproat-Natrium)
  Ergenyl® Tropfen (Valproat-Natrium)
  Ergenyl chrono® Retardtabletten 300/– 500 (Valproat-Natrium)
  Leptilan® Tabletten 150/– 300/– 600 (Valproat-Natrium)
  Orfiril® Dragees 150/– 300/– 600 (Valproat-Natrium)
  Orfiril® retard Kapseln und Dragees 300 (Valproat-Natrium)
  Orfiril long® Kapseln 150/– 300/– 500/– 1000 (Valproat-Natrium)
  Orfiril long® Minipacks 500/– 1000 (Valproat-Natrium)
  Orfiril® Saft (Valproat-Natrium)
  Orfiril® Ampullen (3 ml = 300 mg Valproat-Natrium)

Pharmakokinetik und Metabolismus

➤ Valproat wird vollständig resorbiert, 70–95% des Valproats werden nach der Resorption an Plasmaproteine, dabei überwiegend an Albumin, gebunden

➤ Die Halbwertszeit von Valproat im Körper beträgt bei Monotherapie etwa 12–16 Stunden und halbiert sich bei gleichzeitiger Gabe von Enzyminduktoren, wie Carbamazepin, Phenytoin oder Phenobarbital

➤ Neben Konjugation zu inaktivem Valproat-Glucuronid ist der Hauptabbauweg die mitochondriale Oxidation. Alternativ kann Valproat über den mikrosomalen Cytochrom-P 450-Metabolisierungsweg abgebaut werden. Bei gleichzeitiger Gabe von P 450-Induktoren, wie Carbamazepin, wird Valproat bevorzugt über diesen Weg abgebaut. Dies führt zu einem Anstieg der Metabolite 4-en- und 2,4-dien-Valproat, die für toxische Nebenwirkungen des Valproat verantwortlich gemacht werden. Umgekehrt steigen auch die Spiegel anderer Antiepileptika, die Cytochrom-P 450-2D6 als Substrat haben, wie Carbamazepin, Phenytoin, Phenobarbital und Ethosuximid. Zudem wird der Abbau des Metaboliten Carbamazepin-10,11-Epoxid gehemmt, mit der Folge erhöhter Neurotoxizität

Vertiefende und detaillierte Darstellung: Seite 36–42

Pharmakokinetik	
HWZ	12–16 h (kürzer zum Beispiel mit Carbamazepin)
Resorption	sehr schnell (t_{max} 1–2 h, Saft: 30–60 min) → ausgeprägte Spiegel-Fluktuationen möglich
Metabolismus	Konjugation und extensiv hepatisch über β-Oxidation oder Cytochrom P 450
Elimination	renal

Literatur

Keck, P. E., S. L. McElroy, J. A. Bennett: Pharmacology and Pharmacokinetics of valproic acid. In: Anticonvulsants in Mood Disorders, hrsg. von R. T. Joffe, J. R. Calabrese. Marcel Dekker, New York 1994, pp. 27 – 42

Ketter, T. A., M. A. Frye, G. Cora-Locatelli et al.: Metabolism and excretion of mood stabilizers and new anticonvulsants. Cellular and Molecular Neurobiology 19 (1999) 511 – 532

Walden, J., B. Heßlinger, H. Grunze, M. Berger: Behandlung psychischer Erkrankungen mit dem Antiepileptikum Valproat. Nervenheilkunde 16 (1997) 12 – 18

Gibt es Gemeinsamkeiten zwischen Epilepsie und manisch-depressiven Erkrankungen?

➤ Episodenhaft auftretende Krankheitsschübe, auf die klinisch relativ unauffällige Intervalle folgen

➤ Zunahme der Häufigkeit der Anfälle bzw. Episoden bei insuffizienter Behandlung

➤ Gleichartige Transmittersysteme (GABA) und neuronale Ionenströme (Kalzium, Kalium) scheinen bei beiden Erkrankungen betroffen

➤ Das Kindling-Modell, das heißt die Zunahme der Anfallsbereitschaft unter wiederholter elektrischer Reizung limbischer Areale, erklärt Aspekte sowohl der Epilepsie als auch bipolarer Störungen

➤ Gleichartige Medikamente (Antiepileptika) sind wirksam

Vertiefende und detaillierte Darstellung: Seite 43 – 44

Literatur

Grunze, H., S. Schlösser, B. Amann, J. Walden: Anticonvulsant drugs in bipolar disorder. Dialogues in Clinical Neuroscience 1 (1999) 24 – 40

Post, R. M., S. R. Weiss: Kindling and Stress Sensitization. In: Bipolar disorder – Biological models and their clinical application, hrsg. von L. T. Young, R. T. Joffe. Marcel Dekker, New York 1997, pp. 93 – 126

Valproat bei anderen Indikationen

Migräne

- ➤ Zusammenfassend zeigt Valproat gegenüber Plazebo eine deutliche Überlegenheit in der Migräneprophylaxe; eine Studie belegt eine gleiche Wirksamkeit im Vergleich zu Propranolol als Standard
- ➤ Mittel der 2. Wahl nach β-Rezeptorenblockern und Flunarizin bei der Behandlung der Migräne (Empfehlungen der Deutschen Migräne- und Kopfschmerz-Gesellschaft)
- ➤ Auch mit einem Serumspiegel < 50 mg/l scheint noch ein prophylaktischer Effekt zu bestehen

Alkohol- und Benzodiazepinentzug

- ➤ Subkortikale EEG-Veränderungen im Entzug ähneln denjenigen, die beim Kindling von Ratten auftreten → vermutete Wirksamkeit von Anti-Kindling-Medikamenten
- ➤ Alkoholentzug: Überschießende Kalziumströme werden für die vegetative Entzugssymptomatik verantwortlich gemacht → Valproat könnte als sogenannter T-Typ-Kalziumantagonist durch Blockade dieses spannungsabhängigen Ionenkanales entzugsmindernd wirken
- ➤ Eine kontrollierte Studie zeigte Wirksamkeit von Valproat vs. Plazebo als doppelblind randomisierte Zugabe zu einer Clomethiazol-Standardtherapie. Insgesamt aber ist die Studienlage zur Indikation von Valproat beim Alkoholentzug unbefriedigend
- ➤ Benzodiazepin-Entzug: Valproat moduliert den GABA-Benzodiazepin-Chloridkanal-makromolekularen Komplex, kann damit unter Umständen entzugsmildernd wirken
- ➤ Auch hinsichtlich des Nutzens von Valproat bei Benzodiazepin-Entzug fehlen kontrollierte Studien, es gibt zwei Fallberichte sowie eine kleine Untersuchung, die von einem positiven Effekt von Valproat auf Benzodiazepin-Entzugssymptome berichten

Panikstörungen

➤ Drei Studien, darunter eine plazebokontrollierte und zwei offene Studien, scheinen einen prophylaktischen Effekt von Valproat bei Panikstörungen nahezulegen
➤ Therapeutischer Serumspiegel vergleichbar wie bei der Epilepsiebehandlung (50 – 120 mg/l)

Aggressive Verhaltensstörungen

➤ Offene Studien zeigen bei Demenzerkrankungen eine Abnahme motorischer Unruhe, Ängstlichkeit und des daraus entspringenden enthemmt-aggressiven Verhaltens unter Valproattherapie
➤ Im Alter an eine möglicherweise herabgesetzte renale Clearance und den höheren Anteil nicht-proteingebundenen Valproats denken, vorsichtiger aufdosieren!

Vertiefende und detaillierte Darstellung: Seite 44 – 50

Literatur

Arnold, G., K. M. Einhäupl: Valproinsäure in der prophylaktischen Behandlung der Migräne. Nervenarzt 69 (1998) 913 – 918

Keck, P. E., J., S. L. McElroy, K. C. Tugrul et al.: Antiepileptic drugs for the treatment of panic disorder. Neuropsychobiology 27 (1993) 150 – 153

Keck, P. E., S. L. McElroy, O. J. Thienhaus, G. L. Faedda: Antiepileptic drugs in the treatment of withdrawal and detoxification states. In: Anticonvulsants in Psychiatry, hrsg. von K. Modigh, O. H. Robak, P. Vestergaard. Wrighson Biomedical Publishing Ltd., Petersfield/UK 1994, pp. 99 – 111

Niedermier, J. A., H. A. Nasrallah: Clinical correlates of response to valproate in geriatric inpatients. Ann. Clin. Psychiatry 10 (1998) 165 – 168

Walden, J., B. Hesslinger: Bedeutung alter und neuer Antiepileptika in der Behandlung psychischer Erkrankungen. Fortschr. Neurol. Psychiatr. 63 (1995) 320 – 335

Krankheitsverständnis im Wechsel der Zeiten

➤ Arataeus von Kappadokien (ca. 30 – 90 n. Chr.): Bipolare Erkrankung ist eine Gemütskrankheit, Manie und Depression sind unterschiedliche Ausdrucksformen einer Grunderkrankung
➤ Falret (1851): Eine eigenständige Erkrankung, deren Symptome sich im zeitlichen Ablauf phasenhaft ändern („Folie circulaire")
➤ Kraepelin: Restriktive Definition (entsprechend etwa Bipolar-I-Störung), gemeinsam mit Depressionen unter einem Oberbegriff („manisch-depressive Erkrankung"), prägend für die großen Klassifikationssysteme (DSM, ICD)
➤ Die Schule Kretschmers und Kleists aufgreifend, erst seit kurzem Abtrennung von unipolaren Depressionen und Öffnung in Hinblick auf ein bipolares Spektrum hinsichtlich des Längsschnittverlaufes. Im Querschnitt ebenfalls eine Ausweitung, die nach hypomanen Episoden (Bipolar II) auch psychotische Merkmale und Mischzustände mehr berücksichtigt. Im DSM IV wird dabei auch die zyklothyme Störung (Zyklothymia) dem bipolaren Diagnosebereich zugeordnet

Vertiefende und detaillierte Darstellung: Seite 50 – 52

Erscheinungsformen bipolarer Störungen (nach DSM IV)

- Bipolar I
  ≥ 1 manische oder gemischte Episode
- Bipolar II
  rezidivierende Depressionen mit Hypomanien
- Zyklothymia
  ≥ 2 Jahre Wechsel von leichten Depressionen und Hypomanien
- Bipolar NOS
  (nicht andersweitig klassifizierte bipolare Störung, z. B. Patienten mit Antidepressiva-induziertem „switch" in die Manie)

Literatur

Akiskal, H. S.: The prevalent clinical spectrum of bipolar disorders: beyond DSM-IV. J. Clin. Psychopharmacol. 16 (1996) 4 S – 14 S

Angst, J.: A brief history of bipolar disorder. J. Bipolar Dis. 1 (1998) 31 – 36

Cassidy, F., E. Murry, K. Forest, B. J. Carroll: Signs and symptoms of mania in pure and mixed episodes. J. Affect. Disord. 50 (1998) 187 – 201

Maneros, A.: Expanding the group of bipolar disorders. J. Affect. Disord. (1999) (im Druck)

Welche Formen soll man behandeln?

➤ Akut: Vollbild der Manie und Depression (Cave: Eigen- und Fremdgefährdung), aber auch die Hypomanie (ggf. nur „sanft" durch Dosiserhöhung des Stimmungsstabilisierers und engmaschige Beobachtung), da sie auch Vorstufe der Manie mit unbehandelt zunehmenden Symptomen sein kann

➤ Prophylaktisch: Bipolar I und II, spätestens wenn zwei Episoden (manisch oder depressiv) innerhalb von 2 Jahren aufgetreten sind, oder alternativ drei Episoden in 5 Jahren. Bei positiver Familienanamnese unter Umständen auch schon nach der ersten Manie. Prophylaxe heißt in der Regel lebenslange Prophylaxe! Jede nachfolgende Episode verschlechtert die Prognose des Patienten!

➤ Ansonsten: Alle Formen, die den Patienten subjektiv beeinträchtigen und dabei Behandlungswunsch besteht, also zum Beispiel auch Zyklothymia

Indikationen für Valproat bei bipolaren Störungen

Mittel der ersten Wahl

Akutbehandlung

➤ Affektiver Mischzustand (~ dysphorische Manie): Bessere Wirksamkeit als Lithium, bessere Verträglichkeit als Carbamazepin und klassische Neuroleptika
➤ Manie bei „rapid cycling": Lithium kann ein „rapid cycling" induzieren und ist genauso wie Carbamazepin in der anschließenden Prophylaxe wohl weniger wirksam
➤ Manie mit psychotischen Symptomen: Valproat behandelt vergleichbar gut wie Haloperidol die psychotische Manie, dabei auch gleiche Wirksamkeit auf psychotische Symptome
➤ Bipolare Störungen mit gleichzeitiger Abhängigkeitserkrankung: Sehr häufig, bei etwa 40–50% der Patienten zum Zeitpunkt der ersten Manie. Meist Alkohol und aufputschende Drogen (zum Beispiel Amphetamine, Kokain). Symptomatik: Überwiegend Mischzustand oder psychotische Manie

---

Prädiktoren für bessere Wirksamkeit als Lithium

- ☐ Mischzustand
- ☐ „rapid cycling"
- ☐ psychotische Symptome
- ☐ Komorbidität

Prophylaxe

➤ Valproat im erweiterten Spektrum bipolarer Störungen: Sehr gute Wirksamkeit bei Zyklothymia und Bipolar-II-Störungen, auch bei geringen Dosen (im Schnitt 350 mg, mittlerer Serumspiegel 32,5 mg/l)
➤ „rapid cycling" (≥ 4 Phasen/Jahr) (Abb. 2)

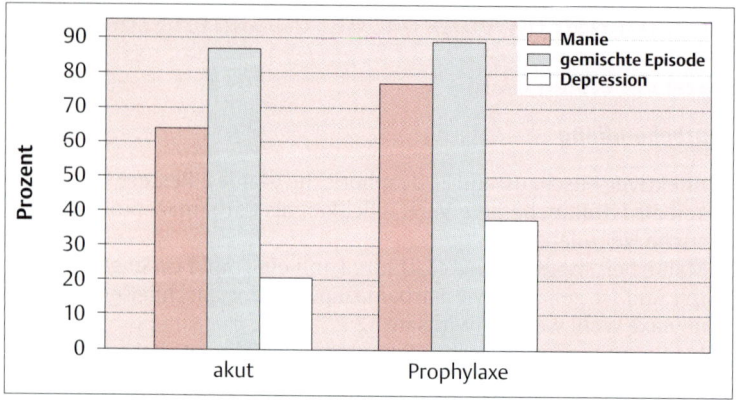

Abb. **2**   Valproat: Wirksamkeitsspektrum bei 101 Patienten mit „rapid cycling"
(Calabrese et al. 1993)

Mittel der Alternativtherapie

Akutbehandlung

➤ Euphorische Manie: Valproat ist Lithium gleichwertig und weist den
Vorteil des schnelleren Wirkeintrittes auf. Aufgrund der gesicherten
Effektivität von Lithium bei der prophylaktischen Fortführung ist
dieses aber noch zumeist Mittel der ersten Wahl (Abb. **3**)
➤ Bipolare Depression: Von der Behandlung einer bipolaren Depression mit Valproat-Monotherapie kann man sich wenig versprechen, da
der antidepressive Effekt von Valproat per se als eher gering einzustufen ist. Etwas günstiger schneidet Valproat als Akutmedikament
bei der Behandlung der Depression im Rahmen von „Rapid-cycling"-Verläufen ab

Phasenprophylaxe

➤ Bei Krankheitsverläufen, die auf Lithium kein Ansprechen gezeigt
haben. Insbesondere kommt dann Valproat in Frage, wenn durch antidepressive oder neuroleptische Begleittherapie eine Carbamaze-
pin-Phasenprophylaxe wegen der Interaktion am Cytochrom P 450
schwerer steuerbar wird

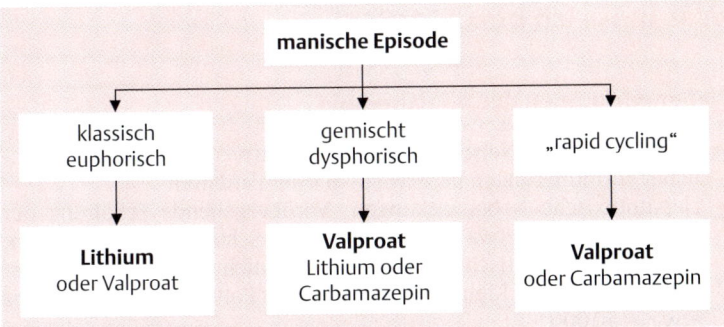

Abb. **3** US-Amerikanische Richtlinien zur Therapie manischer Episoden (nach Frances et al., J. Clin. Psychiatry 57 [1996] Suppl. 12)

Wie dosiere ich?

Bipolare Störungen

➤ Rasche Aufdosierung von Valproat in der *Manie:* 20 mg pro Kilogramm Körpergewicht als Tagesdosis. Der für die Manie-Behandlung als suffizient angesehene Serumspiegel liegt zwischen 50 und 120 mg/l und wird so meist bereits am 2. Tag der Therapie erreicht

➤ Langsameres Vorgehen in der *Prophylaxe:* Bei Zyklothymia und leichteren Verlaufsformen sind unter Umständen auch Spiegel unter 50 mg/l effektiv, dies ist aber noch nicht hinreichend abgesichert

Dosierung

Akute Manie	Rezidivprophylaxe
20 mg/kg KG („loading dose") Plasmaspiegel: ca. 50 – 120 mg/l	900 – 1800 mg/d > 50 mg/l

Andere psychiatrische Indikationen

➤ Angsterkrankungen und Panikattacken: Langsame Aufdosierung, Spiegel > 50 mg/l

➤ Alkoholentzug: Wenn eingesetzt, dann rasches Aufdosieren wie bei der Manie, um schnell einen Blutspiegel mit antiepileptischem Schutz zur Vermeidung von Entzugsanfällen zu erreichen

Was muss ich beachten?

Nebenwirkungen der Akuttherapie

➤ Gastrointestinale Nebenwirkungen: Bei Verwendung dünndarmlöslicher Formulierungen bei etwa 3 – 6 % der Patients

➤ Hepatotoxische Nebenwirkungen: Vorübergehende Erhöhung der Leberenzyme bei etwa 11 % der Patienten. Schwerste Komplikation: letales idiosynkratisches Leberversagen, nicht dosisabhängig, fast ausschließlich bei Kleinkindern und unter Polypharmazie. Inzidenz etwa 1 : 50 000

➤ Akute hämorrhagische Pankreatitis: Einzelfälle, am ehesten in den ersten 3 Monaten der Therapie. Risikofaktoren sind junges Alter (unter 20 Jahren) und Polypharmazie.

➤ ZNS-Nebenwirkungen: Bei etwa 1,4 % der Patienten mit Valproat-Monotherapie, aber bei 14,4 % der Patienten mit antiepileptischer Kombinationstherapie Benommenheit und Ataxie, bei 1 – 5 % der Patienten feinschlägiger Tremor

➤ Valproat-Koma: Risikofaktoren sind ein Carnithin- oder Ornithin-Transcarbamylase-Mangel sowie die Kombinationstherapie mit mehreren Antiepileptika, vor allen Dingen mit Phenobarbital. Einzelfälle sind auch schon bei Kombination mit atypischen Neuroleptika beobachtet worden. Symptome sind deutliche psychomotorische Verlangsamung, kognitive Funktionseinbußen und eine Bewusstseinstrübung bis hin zum Koma. Meist entwickeln sich die Symptome in einem Zeitraum von 3 – 4 Tagen und sind bei raschem Absetzen von Valproat rückläufig. In den meisten beobachteten Fällen lagen dabei die Valproat-Serumspiegel nicht im toxischen Bereich. Neben dem Absetzen des Valproats wird als Therapie die Gabe von L-Carnitin oder Citrullin diskutiert

➤ Dermatologische (allergische) Nebenwirkungen: Hautrötung und Hirsutismus bei weniger als 1 % der Patienten. Bis 1995 wurden insgesamt 10 Fälle eines Valproat-induzierten Steven-Johnson-Syndroms berichtet

➤ Hämatopoetische Nebenwirkungen: Vorübergehende Thrombozytopenien wurden bei 2,9 % von 583 Valproat-behandelten psychiatrischen Patienten gesehen (Calabrese et al., 1995). *Cave:* Kombination mit Thrombozyten-Aggregationshemmern (zum Beispiel Acetylsalicylsäure)

➤ Valproat-Intoxikation: Prominentes klinisches Zeichen einer Valproat-Intoxikation ist eine Bewusstseinstrübung. Behandlung: forcierte Diurese, Gabe von Aktivkohle, Hämoperfusion. Symptomatisch kann bei Bewusstseinstrübung zusätzlich Naloxon verabreicht werden

Nebenwirkungen der längerfristigen Therapie

➤ Gewichtszunahme: Häufig und psychisch belastend, oft Grund des Therapieabbruches
➤ Haarausfall: selten, aber reversibel

Nebenwirkungen

häufig

- Erbrechen
- Schwindel
- Tremor
- asymptomatische Erhöhung der Leberwerte
- Gewichtszunahme

selten

- Pankreatitis
- reversibler Haarausfall
- asymptomatische Thrombopenie
- Hirsutismus
- allergische Reaktionen (z. B. Steven-Johnson-Syndrom, Lupus erythematodes)

Management von Problemen (1)

- bei Übelkeit/Magenschmerzen
  → magensaftresistente Formen oder Retardtabletten wählen
- bei Müdigkeit/Tremor
  → Dosisreduktion, retardierte Präparate wählen
- bei Thrombopenie
  → wenn < 80 000: Dosisreduktion
- wenn mit Saft kein Spiegelaufbau möglich
  → Tagesdosis auf mindestens 4 Einzelgaben verteilen

Management von Problemen (2)

- wenn kein Spiegelaufbau möglich bei Kombination mit Carbamazepin
  → Valproat-Dosis erhöhen
- bei neurotoxischen Symptomen in Kombination mit Carbamazepin
  → Spiegel des Carbamazepin-Epoxids (aktiver Metabolit) bestimmen
    (kann durch Valproat erhöht sein)
  → ggf. Dosisreduktion von Carbamazepin
- bei Blutbildveränderungen in Kombination mit Neuroleptika
  → individuelle Entscheidung je nach Ausprägungsgrad und Vorhan-
    densein klinischer Symptome, ggf. absetzen

Management von Problemen (3)

- bei Enzephalopathie (selten, reversibel)
  → oft Hyperammoniämie; auch ohne Laborveränderungen
    möglich (EEG!)
  → Absetzen und Carnitinsubstitution
- bei additiven Nebenwirkungen in Kombination mit Lithium
  → Dosisreduktion (nach Spiegelkontrolle)
- bei Kombination mit oralen Kontrazeptiva
  → kein Problem!

Untersuchungen vor und Therapiekontrolle während der Valproat-Therapie

nach König et al. 1998

Vor Therapiebeginn

➤ Aktuelles Blutbild einschließlich Thrombozytenzahl, Lebertransaminasen GOT und GPT, Bilirubin, Amylase sowie die Gerinnungsparameter Quick und PTT. Wenn möglich, aktuelles EEG

Unter Therapie

➤ *Nach 4 Wochen:* Kontrolle der Laborparameter der Eingangsuntersuchung
➤ *Wenn unauffällig:* Keine weiteren speziellen Untersuchungsintervalle notwendig, aber natürlich jederzeit bei einem Verdacht auf eine Valproat-assoziierte Nebenwirkung. *Zusätzlich vor Operationen:* Neben den Routineparameter auch Bestimmung der Blutungszeit
➤ *Wenn pathologisch:* Bei klinisch unauffälligem Patienten dreimalige Kontrolle in zweiwöchigem Abstand, danach einmal pro Monat bis zum 6. Behandlungsmonat. Im Regelfall tritt bis dahin eine Normalisierung initial pathologischer Laborwerte ohne gleichzeitige klinische Symptomatik ein

Abbruchkriterien einer Valproat-Therapie

➤ Klinische Symptome einer Leber- oder Pankreasinfektion oder einer Blutungsneigung
➤ Deutliche Erhöhung der Transaminasen auf das Zwei- bis Dreifache des obersten Normwertes, oder leichte Erhöhung auf das 1,5- bis Zweifache des obersten Normwertes der Leberenzyme bei gleichzeitiger akuter fieberhafter Infektion
➤ Ausgeprägte Störungen des Gerinnungsstatus

Vertiefende und detaillierte Darstellung: Seite 53 – 76

Literatur

Calabrese, J. R., J. W. Goethe, A. Kayser et al.: Adverse events in 583 valproate-treated patients. Depression 3 (1995) 257 – 262

Frances, A., J. P. Docherty, D. A. Kahn: The Expert Consensus Guideline Series. Treatment of bipolar disorder. J. Clin. Psychiatry 57, Suppl. 12a (1996) 3 – 88

Göbel, R., A. Görtzen, P. Bräunig: Enzephalopathien durch Valproat. Fortschr. Neurol. Psychiatr. 67 (1999) 7 – 11

König, St. A., C. E. Elger, F. Vasella et al.: Empfehlungen zu Blutuntersuchungen und klinischer Überwachung zur Früherkennung des Valproat-assoziierten Leberversagens. Nervenarzt 69 (1998) 835 – 840

Kusumakar, V., L. N. Yatham, D. R. Haslam et al.: Treatment of mania, mixed state, and rapid cycling. Can. J. Psychiatry 42, Suppl. 2 (1997) 79 S – 86 S

Schneble, H., C. W. Erwin: Vademecum Antiepileptikum 1997 – Pharmakotherapie der Epilepsien. 14. Auflage. Deutsche Sektion der Internationalen Liga gegen Epilepsie, 1997

Walden, J., H. Grunze, S. Schlösser et al.: Empfehlungen für die Behandlung bipolarer affektiver Störungen. PTT 6 (1999) 115 – 123

Spezielle Behandlungsprobleme

Valproat-Therapie bei verschiedenen Altersgruppen

Der Alterspatient

➤ Lithium oft schwierig aufgrund eingeschränkter Nierenfunktion und verringerten Trinkbedürfnisses, was zu einer Akkumulation von Lithium und entsprechenden neurotoxischen Schäden führen kann

➤ Valproat gut wirksam, sollte aber Blutspiegel > 65 mg/l erreichen

➤ Achtung: geringere renale Elimination und verminderte Plasmaproteinbindung, daher etwa 67 % als freie Valproinsäure vorliegend. Infolgedessen können stärkere Nebenwirkungen, insbesondere Benommenheit und Schwindel auftreten

➤ Zielsymptom „Unruhe und Agitation" bei dementen Patienten kann in der Regel auch mit geringeren Mengen Valproat, als bei bipolaren Störungen zur Anwendung kommt, behandelt werden

Kinder und Jugendliche

➤ Bipolare Erkrankungen manifestieren sich bereits in der Adoleszenz, werden aber oft nicht erkannt oder verkannt, zum Beispiel als Aufmerksamkeitsdefizit mit Hyperaktivitätsstörung („attention-deficit hyperactivity disorder", ADHD)

➤ Valproat ist in der amerikanischen Kinder- und Jugendpsychiatrie Mittel der Wahl. In offenen Studien zeigte es eine dem Erwachsenenalter vergleichbar gute Wirkung

➤ Aufdosierung langsamer mit 10 mg pro Kilogramm Körpergewicht und Tag. Bezüglich der endgültigen Dosierung ist zu bedenken, dass bei Kindern unter 10 Jahren die Clearance von Valproat etwa 50 % höher als bei Erwachsenen liegt, so also dauerhaft ähnliche Tagesdosen wie in der Erwachsenenpsychiatrie verabreicht werden müssen

Valproat-Therapie bei körperlichen Begleiterkrankungen

➤ Nicht nur bei Suchterkrankungen, sondern auch bei körperlicher Komorbidität mit bipolarer Störung, ist Valproat oft Mittel der Wahl (Tab. 1)

Cave:
➤ Vorsicht und engmaschige Kontrollen bei Lebererkrankungen
➤ Keine Valproattherapie bei Gerinnungsstörungen

Tab. 1   Differentialtherapie bei somatischer Komorbidität

Somatische Faktoren	1. Wahl	2. Wahl
ZNS-Läsionen	Carbamazepin oder Valproat	Lithium
Nierenerkrankung	Carbamazepin oder Valproat	Valproat oder Carbamazepin
Substanzmissbrauch	Valproat oder Lithium	Carbamazepin
Herzrhythmusstörungen	Valproat	Lithium

Valproat und Kinderwunsch

➤ Valproat interagiert nicht mit Antikonzeptiva
➤ Eine zumindest zufriedenstellende bisherige Behandlung mit geringer Episodenzahl und guter Compliance der Patientin sollte vor Kinderwunsch gegeben sein

---

Grundsätzliches zur Phasenprophylaxe in der Schwangerschaft und Stillzeit

☐ Strengste Indikationsstellung im 1. Trimester
☐ Insbesondere ab dem 2. Trimester ist Valproat eine sinnvolle Alternative zu Lithium, da perinatal besser steuerbar
☐ Stillen ist unter allen Stimmungsstabilisierern mit Risiken verbunden, wenn, dann am ehesten noch unter Carbamazepin möglich

---

Während der Schwangerschaft

➤ Grundsätzlich sind im ersten Trimester alle Stimmungsstabilisierer kontraindiziert, aber manchmal nicht zu vermeiden
➤ Wenn bisheriger Krankheitsverlauf es zulässt, Valproat aussetzen. Aber Vorsicht: Rückfälle in der Schwangerschaft sind nicht selten
➤ Wenn Valproat: Dosierung im unteren therapeutischen Bereich und retardierte Form mit dreimal täglicher Gabe verwenden, da teratogene Effekte blutspiegelabhängig sind
➤ Größte Gefahr bei Valproat: Spina bifida in 2 – 3 %. Verminderung des Risikos durch Folsäure-Gabe (5 mg/d) möglichst schon vor Schwangerschaft (bei geplanter Schwangerschaft)

Schwangerschaft (1)

Teratogene Wirkungen

Lithium	Kardiale Fehlbildungen (Ebstein-Anomalie) in 0,05 – 0,1 %, vereinzelt Kropfbildung, nephrogener Diabetes insipidus, Rhythmusstörungen
Carbamazepin	Kleine (z. B. Hypertelorismus, tiefsitzende Ohrmuscheln) und große Fehlbildungen (z. B. Spina bifida, Lippen-Kiefer-Gaumenspalten, Herzfehler, Skelettanomalien) 4 – 6 %, davon Spina bifida (häufigste Fehlbildung): 1 %
Valproat	Wie Carbamazepin, Spina bifida in 2 – 3 %

Nach der Geburt und während der Stillzeit

➤ Rezidivrisiko in der Post-partum-Phase bei nicht behandelten Patienten über 50 %

➤ Empfehlung: Binnen 48 Stunden nach der Geburt mit einer raschen Aufdosierung von Valproat beginnen, abstillen. Bei Patientinnen, die bereits während der Schwangerschaft Valproat erhielten, macht hingegen Abstillen keinen Sinn. Die Valproatkonzentration der Muttermilch beträgt etwa 1/50 der mütterlichen Serumkonzentration, jedoch kann Valproat zu einem höheren Prozentsatz beim Neugeborenen aufgrund der geringeren Exkretionsleistung der Leber akkumulieren

Schwangerschaft (2)

Perinatale Risiken

Lithium	Floppy-Infant-Syndrom
Valproat/ Carbamazepin	Hepatische Dysfunktion (sehr selten), Hämorrhagien (Vitamin-K-Prophylaxe!)

Psychomotorische Entwicklung
Keine Störungen bekannt

Andere Risiken

Lithium	Frühgeburtsrisiko um das 2,5fache erhöht

Wenn Valproat alleine nicht ausreicht – Kombinationstherapien bei bipolaren Erkrankungen

Kombination von Valproat mit Lithium und Antiepileptika

➤ Mit Lithium: Wirkungsverstärkung, auf Monotherapie refraktäre Patienten werden erfasst. Nebenwirkungen additiv
➤ Mit Antiepileptika: Wegen wechselseitiger Serumspiegelbeeinflussung eher schwierig, Nebenwirkungen können potenziert werden. Gute Erfolge bei Kombination von Valproat mit Lamotrigin bei therapierefraktären Patienten

Kombination von Valproat mit Neuroleptika und Antidepressiva

➤ Kombination Valproat – klassische Neuroleptika: Die gebräuchlichste Maniebehandlung in den USA, sehr effektiv und in der Regel tolerabel für den Patienten. Allerdings sind Fälle von Valproat-Koma unter dieser Kombination beschrieben. Die Erfahrungen der Kombination mit atypischen Neuroleptika sind noch gering
➤ Kombination Valproat – Antidepressiva: Augmentativer Effekt von Valproat möglich, aber noch ungesichert. Bezüglich der Wechselwirkungen als unproblematisch einzustufen

Tab. 2   Kombinationstherapie

Kombination	Wirkung	mögliche Nebenwirkungen
Valproat + Lithium	evtl. synergistisch	additiv
Valproat + Carbamazepin	evtl. synergistisch	verstärkter Schwindel, Sedierung etc. durch Carbamazepin 10,11-Epoxid-Anstieg
Valproat + Neuroleptika	1. Wahl bei dysphorischer Manie und „rapid cycling"	erhöhte Neurotoxizität Spätdyskinesien
Valproat + Clozapin	Verringerung von Anfällen	erhöhte Neurotoxizität

Valproat bei manisch-depressiven Erkrankungen – die rechtliche Situation zur Verschreibung

➤ Valproat ist nach dem Arzneimittelgesetz in Deutschland zur Behandlung bipolarer Störungen noch nicht zugelassen

➤ Solange der Einsatz aber begründet ist und wissenschaftlich abgesichert, liegt er in der Therapiefreiheit des Arztes. Die Kosten werden von den Sozialversicherungsträgern erstattet

➤ Im Gegenteil: Der Arzt macht sich u.U. strafbar, wenn er eine nach wissenschaftlicher Erkenntnis wirksamere Therapie einem Patienten nur aufgrund fehlender Zulassung nach AMG vorenthält, und dies für den Patienten negative Konsequenzen hat

Vertiefende und detaillierte Darstellung: Seite 77–91

Literatur

Chen, S. T., L. L. Altshuler, K. A. Melnyk et al.: Efficacy of lithium vs. valproate in the treatment of mania in the elderly: a retrospective study. J. Clin. Psychiatry 60 (1999) 181–186

Freeman, M. P., A. L. Stoll: Mood stabilizer combinations: a review of safety and efficacy. Am. J. Psychiatry 155 (1998) 12–21

Grossman, F.: A review of anticonvulsants in treating agitated demented elderly patients. Pharmacotherapy 18 (1998) 600–606

McElroy, S. L., S. M. Strakowski, S. A. West et al.: Phenomenology of adolescent and adult mania in hospitalized patients with bipolar disorder. Am. J. Psychiatry 154 (1997) 44–49

Nonacs, R., L. S. Cohen: Postpartum mood disorders: diagnosis and treatment guidelines. J. Clin. Psychiatry 59, Suppl. 2 (1998) 34–40

Steele, M., S. Fisman: Bipolar disorder in children and adolescents: current challenges. Can. J. Psychiatry 42 (1997) 632–636

II Valproat – ein psychiatrisches Lesebuch

Die Substanz: Valproat – Pharmakologie und Pharmakokinetik

Historisches

1881 wurde die Valproinsäure erstmalig durch Berverly Burton in den Vereinigten Staaten synthetisiert, nachdem er hierzu bereits erste Untersuchungen im Rahmen seiner Doktorarbeit in Würzburg durchgeführt hatte. Der chemische Name lautet n-Di-Propylessigsäure. Als verzweigtkettige Fettsäure wurde sie zunächst als organisches Lösungsmittel eingesetzt, Anfang der 60er Jahre unter anderem bei der Testung potenzieller Antiepileptika. Bei seinen Versuchen mit Khellinderivaten, ebenfalls im Rahmen einer Doktorarbeit, stellte dabei Eymard fest, dass offensichtlich nicht die von ihm getesteten Substanzen, sondern das Lösungsmittel Valproinsäure für die antiepileptische Wirkung ausschlaggebend war.

Die antiepileptische Wirksamkeit von Valproat, die in mehreren klinischen Versuchen Mitte der 60er Jahre belegt wurde (Penry und Dean 1989), war offensichtlich so überzeugend, dass schon 1967 die Zulassung als Antiepileptikum in Frankreich erfolgte (Depakine®). Mit der Einführung des Divalproex-Natrium, einem äquimolaren Gemisch von Valproinsäure und Natrium-Valproat, begann dann in den 80er Jahren der Siegeszug von Valproat in den USA.

Valproinsäure hat ebenso wie andere verzweigte Fettsäuren (im Bereich der Antiepileptika zum Beispiel Tiagabin und Vigabatrin) im Unterschied zu geradkettigen Fettsäuren die Eigenschaft, Pentylenetetrazol-induzierte epileptische Aktivität zu unterbinden. Die Verlängerung der Propyl-Kohlenstoffkette durch weitere Kohlenstoffgruppen bedingt zudem eine Zunahme des sedierenden Effektes; die Einführung einer Amidgruppe, wie im Fall des in Frankreich bevorzugt eingesetzten Valpromid, verstärkt den antiepileptischen Effekt. Auch der Valproat-Hauptmetabolit, 2-en-Valproat sowie sein Trans-Isomer erscheinen im Tierexperiment potenter zu sein als die Muttersubstanz (Löscher et al. 1991; Rohlfs et al. 1996).

Im Tierversuch unterbindet Valproat neben Pentylenetetrazol-induzierten Anfällen auch die Anfälle im „Maximal-Elektroschock"-Paradigma, und vermindert die Krampfschwelle im Kindling-Experiment an der Amygdala und im piriformen Kortex (Fariello und Smith 1989; Leveil und Nanquet 1977; Hönack et al. 1991).

In der klinischen Anwendung erfasst Valproat einen weiten Bereich epileptischer Anfälle. Sein Einsatzgebiet sind einfache und komplexe

Absencen, andere primär generalisierende Anfallsleiden, wie tonisch-klonische Anfälle, myoklonische Anfälle, infantile Spasmen und photosensitive Anfälle (Rimmer und Richens 1985; Chadwick 1987; Chadwick 1994).

Gibt es „einen" Wirkmechanismus für Valproat?

Leider nein. Nach dem bisherigen Wissensstand ist der Wirkmechanismus von Valproat komplex und greift auf mehreren Ebenen an. Auf der Ebene hypophysärer Hormone scheint Valproat die Somatostatinkonzentration im Liquor zu senken (Lahtinen et al. 1990). Auf der zellulären Ebene sind Wirkungen auf ligandengesteuerte und spannungsabhängige Ionenkanäle zu beobachten. Hinsichtlich des Chloridkanales scheint Valproat die Konzentration und Verfügbarkeit des Liganden Gamma-Aminobuttersäure (GABA) in verschiedenen Hirnregionen zu erhöhen (Emrich et al. 1980). Dabei nimmt zum einen die Freisetzung von GABA zu, zum anderen wird die Abbaurate vermindert. Weiterhin erhöht Valproat die GABA-B-Rezeptordichte und -sensitivität auf GABA (Rimmer und Richens 1985; Post et al. 1992). Diese Mechanismen werden nicht nur in der Epileptologie als wichtig für die antiepileptische Wirksamkeit von Valproat angesehen, im Bereich der Psychiatrie werden sie als unterstützende Argumente der GABA-Hypothese bipolarer Störungen gewertet (Petty 1995). Allerdings ist diese Hypothese in den letzten Jahren nicht unumstritten: Zum einen scheinen paradoxerweise eher hohe GABA-Serumspiegel bei manischen Patienten mit einem guten Ansprechen auf Valproat zu korrelieren (Petty et al. 1996), zum anderen können klinisch effektive Stimmungsstabilisierer wie Clozapin im Tierexperiment die spontane GABAerge Aktivität eher unterdrücken als fördern (Rainnie 1998). Im Bereich der Panik- und Angststörungen, wo Valproat auch erfolgreich eingesetzt wird, scheint der Zusammenhang mit GABAerger Dysfunktion offenkundiger. So konnte in einer entsprechenden Knock-out-Maus der Zusammenhang zwischen einer Veränderung der GABA-A-Rezeptor-Untereinheit 2 und Ängstlichkeit in Verhaltenstests gezeigt werden (Crestani et al. 1999).

Möglicherweise wirkt Valproat auf das GABAerge System also nicht nur in eine Richtung, sondern eher modulatorisch, je nach Verfügbarkeit des Transmitters. So kann es bei relativem GABA-Mangel die Freisetzung erhöhen, bei einem Überangebot aber den Metabolismus von GABA erhöhen. Für die Gesamtbilanz zwischen exzitatorischer und inhibitorischer Neurotransmission ist zudem wichtig, dass Valproat die Freisetzung des exzitatorischen Neurotransmitters Aspartat vermindert und die NMDA-Rezeptor vermittelte Erregungsübertragung herabsetzt (Zeise et al. 1991; Löscher 1993). Gerade neuere Antiepileptika wie Lamotrigin oder Topiramat scheinen die Verminderung der Bereitstellung exzitatorischer Aminosäuren als einen Hauptmechanismus ihrer Wirkung aufzuweisen. Langzeitpotenzierung (Long-Term Potentiation, LTP), das gängigste In-vitro-Modell für Lernvorgänge, wird dabei trotz seiner Vermittlung über NMDA-Rezeptoren von Valproat in klinisch verwendeten Konzentrationen nicht behindert. Dies deckt sich mit der klinischen Beobachtung, dass kognitive Beeinträchtigungen unter Valproat im Vergleich zu älteren Barbiturat-Antiepileptika eher selten zu sehen sind.

Neben den beiden wichtigsten Neurotransmittern im ZNS, GABA und Glutamat, wird aber auch der Gruppe der biogenen Amine für die Entstehung affektiver Erkrankungen eine entscheidende Rolle beigemessen. Ausgehend von der genetischen Ebene (Kelsoe et al. 1996; Manki et al. 1996) bis hin zur Ebene der Rezeptorfunktion (Wong et al. 1997) gibt es Hinweise für eine dopaminerge Beteiligung an affektiven Erkrankungen, insbesondere bei Manien (Diehl und Gershon 1992). Ein therapeutischer Nutzen von Valproat kann in einer Erhöhung der Abbaurate von Dopamin in verschiedenen Hirnregionen begründet sein (Löscher und Hönack 1996).

Depressive Episoden werden umgekehrt mit einem relativen synaptischen Serotoninmangel in Verbindung gebracht. Tatsächlich kann Valproat im Tierversuch die extrazelluläre Serotoninkonzentration erhöhen (Whitton et al. 1985). Ein zentraler serotonerger Mangelzustand wird aber auch in der Manie von manchen Autoren postuliert und kann, zumindest teilweise, durch entsprechende Challenge-Tests, wie etwa den 5-Hydroxytryptophan-Test, nachgewiesen werden. Unter Valproatbehandlung wurde eine mit der klinischen Besserung der Manie parallel einhergehende Verbesserung der zentralen serotonergen Neurotransmission beobachtet (Maes et al. 1997).

Valproat moduliert zugleich GABAerges und serotonerges System

Wie beschrieben, sind verschiedene Einzeleffekte von Valproat, sowohl auf GABAerge, als auch auf serotonerge Transmission beschrieben. Für GABA bedeutet dies zusammenfassend:

➤ Erhöhung des GABA-Metabolismus,
➤ Erhöhung der Freisetzung von GABA aus den synaptischen Terminalen,
➤ postsynaptische Potenzierung GABAerger Transmission über Hochregulierung von GABA-B-Rezeptoren, insbesondere im limbisch-hippokampalen System.

Für das serotonerge System sind als wahrscheinliche Mechanismen der Valproat-Wirkung beschrieben:

➤ Erhöhung des freien L-Tryptophans und damit Erhöhung der Serotonin-Synthese,
➤ Erhöhung der ZNS-Konzentration der 5-Hydroxy-Indolessigsäure (5-HIAA).

Diese Erhöhung des freien L-Tryptophans kann durch eine Verdrängung aus der Albumin-Plasmabindung durch Valproat erfolgen (Hiraoka et al. 1992), die Verminderung des Abtransportes des Metaboliten 5-HIAA durch Blockade des Transporters (MacMillan 1979).

Jeder dieser Mechanismen für sich mag hinreichend sein, um die antiepileptischen Eigenschaften von Valproat zu erklären, aber ist sicher nicht alleine ausreichend, um die Wirkweise von Valproat bei bipolaren Störungen zufriedenstellend zu erklären. All diese Einzeleffekte für sich finden sich nämlich auch bei verschiedenen anderen Medikamenten, die ihrerseits keinerlei Einfluss auf bipolare Störungen zu haben scheinen. Der kombinierte Wirkmechanismus am GABAergen und serotonergen System lässt jedoch zahlreiche Interaktionen zu, die möglicherweise bedeutend für die Behandlung bipolarer Störungen sein können. Viele serotonerge Neurone werden ausgeprägt GABAerg innerviert, was auf eine Kontrolle der Serotonin-Freisetzung durch GABA schließen lässt (Harandi et al. 1987). Umgekehrt stimulieren serotonerge Neurone das hypothalamische GABA-System, und führen dadurch zu einer erhöhten Aktivität der Glutaminsäure-Decarboxylase (GAD), und damit der Freisetzung von GABA (Afione et al. 1990). Weiterhin kann Serotonin direkt via 5-HT$_3$-Rezeptoren die GABA-Freisetzung erhöhen (Meyer et al. 1991). Auch 5-HT$_2$-Rezeptoren des Kortex scheinen über GABA-B-Rezeptoren in ihrer Aktivität moduliert zu werden (Godfrey et al. 1988). Ferner werden serotonerge Neurone in der dorsalen Raphe durch GABA hyperpolarisiert (Southam et al. 1998). Jedoch auch in anderen Hirnregionen, wie dem frontalen Kortex, dem Hypothalamus, dem Hippocampus, sowie dem Nucleus caudatus wird die serotonerge Transmission durch GABA herunterreguliert (Überblick bei Maes und Calabrese 1994).

Ausgehend von der Hypothese eines relativen serotonergen Mangels im ZNS bei bipolaren Erkrankungen erscheinen diese Mechanismen teilweise zunächst kontraproduktiv. Offenbar ist die Interaktion zwischen GABAergen, serotonergen und anderen monoaminergen Systemen, insbesondere bei bipolaren Erkrankungen, von einer noch nicht verstandenen Komplexizität, die weiterer intensiver Forschung bedarf.

Nicht zuletzt kann auch die GABAerg und serotonerg vermittelte Wirkung von Valproat auf die hypothalamisch-hypophysäre-adrenokortikale Hormonachse (HHA-Achse) von Bedeutung sein. Hyperkortisolismus, der sich der zentralen Regulation durch Corticotropin-Releasing Hormon (CRH) und konsekutiver Freisetzung des adrenokortikotrophen Hormon (ACTH) entzieht, scheint ein stabiler Befund bei Depressionen, fraglich aber auch bei Manien zu sein. GABA vermag Plasma-Corticosteronspiegel zu senken, vermutlich durch eine Inhibition der ACTH-Sekretion über α_1- und α_2-adrenerge Rezeptoren. Auch kann GABA die Serotonin-vermittelte Freisetzung von CRH im Hypothalamus reduzieren (Überblick bei Maes und Calabrese 1994)).

In der Gesamtbilanz kommt es durch Valproat zu einer Verminderung von ACTH- und konsekutiv auch der Cortisolsekretion. Dieser Valproateffekt wurde, abseits der affektiven Erkrankungen, auch schon erfolgreich als probatorischer Behandlungsansatz beim Cushing-Syndrom (Beckers et al. 1990) und beim Nelson-Syndrom (Kelly et al. 1988) angewendet.

Valproatwirkung auf spannungsabhängige Ionenkanäle

Neben der komplexen Modulation von ligandengesteuerten Ionenkanälen kann Valproat die zelluläre Erregbarkeit auch direkt auf der Ebene spannungsabhängiger Ionenkanäle regulieren. Hochfrequente neuronale Entladungen, die durch einen Natriumeinstrom ausgelöst werden, werden durch Valproat wie bei anderen gängigen Antiepileptika, so zum Beispiel Carbamazepin oder Phenytoin, blockiert (McLean und Macdonald 1986). Gleichzeitig verstärkt Valproat den frühen Kaliumauswärtsstrom aus der Zelle durch eine Verschiebung des Inaktivierungspotentials in Richtung eines positiveren Membranpotentials; dieser Mechanismus führt zu einer beschleunigten Repolarisation der Zelle (Walden et al. 1993).

Hinsichtlich der Wirksamkeit von Valproat bei bipolaren Erkrankungen scheint aber insbesondere die Modulation von Kalziumströmen von Interesse zu sein. Ein prolongierter Kalziumeinstrom in die Zelle, dessen elektrophysiologischer Ausdruck sogenannte paroxysmale Depolarisationen darstellen, führt im Tierversuch zur Initiierung epileptischer Aktivität (Walden et al. 1987; Speckmann et al. 1990). Ein erhöhter Kalziumeinstrom wird auch für die Ausbreitung und Generalisierung epileptischer Anfälle, insbesondere bei Absencen, als mit ursächlich angesehen (Walden und Speckmann 1988).

Darüber hinaus stellt die Mobilisierung von Kalzium, sowohl durch Freisetzung aus intrazellulären Speichern, als auch durch Einstrom vom Extrazellulärraum, eine „conditio sine qua non", sowohl für die Aktivierung intrazellulärer Signalübertragung, als auch die langfristige Veränderung zellulärer Eigenschaften, so etwa durch Long-Term-Potentiation, dar. In den 80er Jahren wies erstmals Dubovsky (Dubovsky und Franks 1983) auf die mögliche Bedeutung einer gestörten Kalziumhomöostase für bipolare Störungen hin.

Dieses Kalziummodell bipolarer Störungen (Abb. 4) geht davon aus, dass geringgradige Erhöhungen der intrazellulären Kalziumkonzentration zunächst zu einer manischen Stimmungslage führen können (Walden et al. 1992). Kalziumabhängige Stoffwechselprozesse, zum Beispiel die Aktivierung der Adenylylcyclase, werden angeregt. Folge ist unter anderem die erhöhte Synthese von Katecholaminen. Auch wird durch den intrazellulären Kalziumanstieg die Na/K-ATP-ase partiell gehemmt, weswegen sich das Neuron nur verzögert repolarisieren kann. Bei weitergehender und andauernder Erhöhung des intrazellulären Kalziums jedoch wird die Aktivität der Adenylylcyclase, quasi als Selbstschutzmechanismus, herabreguliert. Die Aktivität zellulärer Stoffwechselprozesse wird dadurch abgesenkt, teilweise unter ihr physiologisches Niveau. Verhaltensmäßiger Ausdruck dessen könnte eine Depression sein. Pendelt sich anschließend der intrazelluläre Kalziumspiegel wieder auf sein normales Niveau ein, so wird theoretisch noch einmal eine Phase der leicht erhöhten Kalziumkonzentration durchlaufen, deren klinische Analogie eine hypomane Nachschwankung sein könnte (Walden und Grunze 1998).

Einen überschießenden Kalziumeinstrom kann Valproat durch eine Blockade von T-Typ-Kalziumkanälen vermindern (Macdonald und Kelly 1995). Obwohl Valproat die Blut-Hirn-Schranke ungehindert passiert (Lucke et al. 1994), kann der Wirkeintritt etwas verzögert sein, da die Blockade von der intrazellulären Membranseite aus erfolgt (Altrup et al. 1992 a; Altrup et al. 1992 b). Die Kalziumkanal-Blockade könnte somit ein entscheidender Mechanismus für die stimmungsstabilisierende Wirkung von Valproat sein.

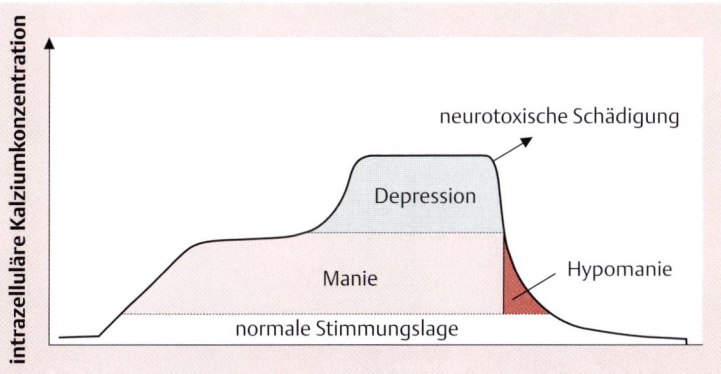

Abb. 4 Hypothetischer Zusammenhang zwischen intrazellulärer Kalziummobilisation und affektiver Auslenkung (entnommen aus Walden und Grunze 1998). Bei geringer Erhöhung der intrazellulären Kalziumkonzentration entsteht eine manische, bei starker Erhöhung eine depressive Stimmungslage und bei extremer Erhöhung möglicherweise eine neurotoxische Schädigung. Dieses Modell bietet außerdem einen Erklärungsansatz, warum im Rahmen der Gesundung von einer bipolaren Depression viele Patienten eine hypomane Nachschwankung durchlaufen.

Intrazelluläre Wirkmechanismen von Valproat

In den vorausgegangenen Abschnitten ist ausführlich auf die Modulation von Ionenkanälen, sowie prä- und postsynaptischen monoaminergen Rezeptoren eingegangen worden. Moderne Theorien der Entstehung affektiver Erkrankungen gehen jedoch zunehmend davon aus, dass diesen Mechanismen nicht eine so entscheidende Bedeutung zukommt, sondern vielmehr den intrazellulären Veränderungen im sogenannten „Second-messenger"-System und der konsekutiven Synthese der sogenannten „early genes". Rezeptoreffekte sind eher flüchtiger Natur, wohingegen diese nachgeschalteten Mechanismen zu langdauernden Veränderungen der Zellfunktion führen können (Duman et al. 1997). Eine zentrale Rolle, vor allen Dingen auch bei bipolaren Erkrankungen, scheint dabei der Inositol-Phospholipid-Metabolismus einzunehmen (Abb. 5). Dieser wird sowohl über monoaminerge Rezeptoren als auch über den intrazellulären Kalziumgehalt beeinflusst. Es besteht die Hypothese, dass eine Überaktivität dieses Stoffwechselweges zu affektiven Störungen führt (Berridge und Irvine 1989; Gani et al. 1993).

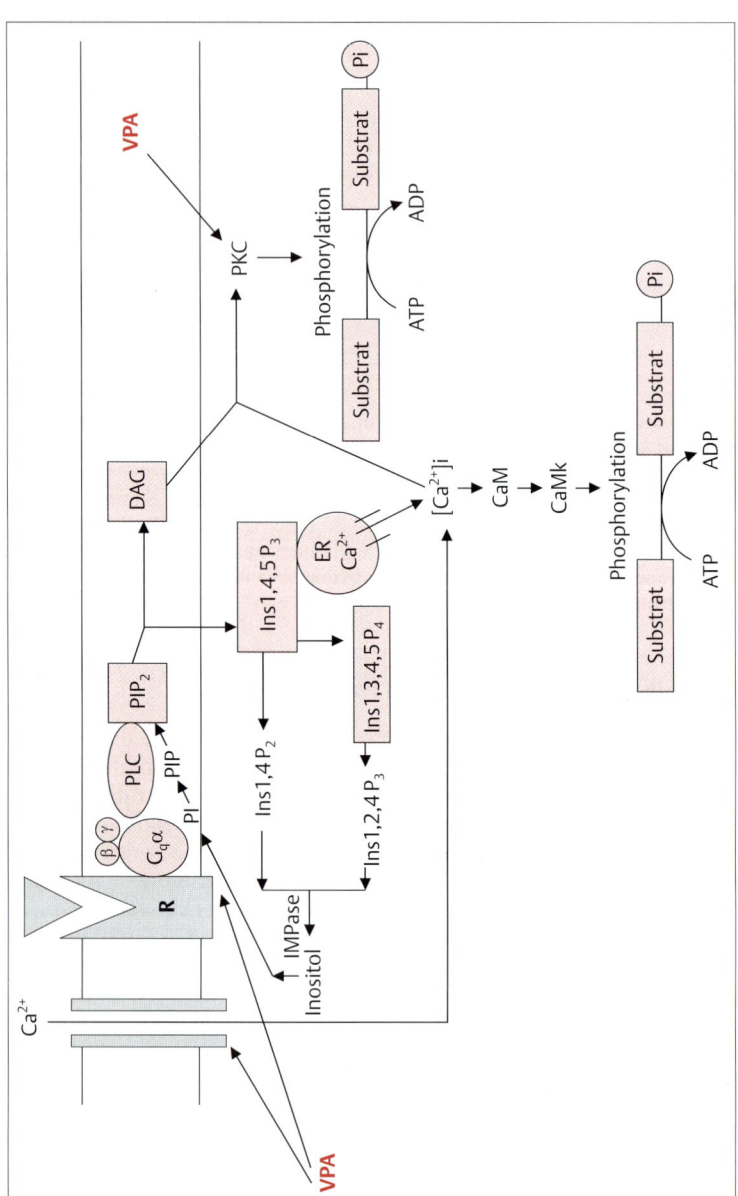

Eine Herabregulierung sowohl der Aktivität des myo-Inositoltransporters, als auch seiner Synthese durch Reduktion der entsprechenden mRNA, scheint ein gemeinsamer Mechanismus verschiedener Stimmungsstabilisierer zu sein, welche eine Überaktivität des Insitol-Phospholipid-Stoffwechsels bremst. Dieser Mechanismus konnte für Lithium, Carbamazepin und auch Valproat in kultivierten Astrozyten nachgewiesen werden (Lubrich und van Calker 1999). Hier zeigt sich ein weiterer, direkter Angriffspunkt von Valproat auf intrazellulärer Ebene, welcher zusammen mit der bekannten Blockade spannungsabhängiger Kalziumkanäle effektiv das Inositol-1,4,5-Triphosphat/Diacylglycerol (IP3-DAG)-second-messenger-System herunterreguliert.

Durch den Abbau von Inositol-Phospholipiden entsteht außer IP3 auch DAG. Dieses wiederum führt zu einer Aktivierung verschiedener Proteinkinase-C-Isoenzyme (PKC). Nicht nur über den beschriebenen

◄ Abb. 5 Inositol-Phospholipid-Metabolismus und Modulation durch Valproat, (nach Wang et al. 1997). Aktivierung eines Rezeptors führt über Vermittlung membranständiger G-Proteine, hier G_q, zur Aktivierung von Phospholipase C. Diese wiederum baut Phosphatidylinositol-4,5,-Biphosphat (PIP_2) zu IP_3 und DAG ab. IP_3 setzt intrazelluläres Kalzium frei. Dieses aktiviert zum einen Calmodulin (CaM), welches in der Bindung mit Kalzium als Ca^{2+}/CaM über Aktivierung der Ca^{2+}/Calmodulin-abhängigen Proteinkinase (CaMK) die Phosphorylierung verschiedenster Substrate katalysiert. Zum anderen kann freies Kalzium auch mit DAG zusammen die Proteinkinase C aktivieren, und damit auch den Zellmetabolismus und die Synthese von Zellskelettproteinen, etwa MARCKS, anregen. IP_3 wird über zwei alternative Zwischenschritte und anschließende Dephosphorylation mittels Inositol-Monophosphatase (IMPase) zu Inositol regeneriert, welches unter Zuhilfenahme des myo-Inositoltransporters wieder in die Zellmembran geschleust und zu PIP_2 regeneriert wird. Die bisher bekannten drei Angriffspunkte von Valproat sind markiert: Blockade zusätzlichen Kalziumeinstromes vom Extrazellulärraum, Inhibition des myo-Inositoltransporters und damit der PIP_2-Regenerierung, Hemmung der PKC.

PLC	Phospholipase C
PIP_2	Phosphatidylinositol 4,5,-Biphosphat
G_q	membranständiges G-Protein
DAG	Diacylglycerol
IP_3	1,4,5-Inositol-Triphosphat
ER	endoplasmatisches Retikulum
$[Ca^{2+}]$	intrazelluläre freie Kalziumkonzentration
IMPase	Inositol-Monophosphatase
CaM	Calmodulin
CaMK	Ca^{2+}/Calmodulin-abhängige Proteinkinase
L	Ligand
R	Rezeptor

Mechanismus der Inhibition des myo-Inositoltransporters und damit der Bereitstellung von DAG, sondern auch auf direktem Wege kann Valproat die PKC-Aktivität reduzieren (Chen et al. 1994; Manji et al. 1996). Neben einer Herabregulierung der Na/K-ATP-ase hat letzterer Mechanismus auch einen langfristigen Einfluss auf die Synthese von Proteinen, die für Zellumbaumechanismen mitverantwortlich scheinen, wie etwa dem Substrat der PKC, des sogenannten MARCKS (im „Myristoylated alanine-rich C kinase substrate") (Lenox et al. 1996).

Pharmakokinetik und Metabolismus

Valproat ist in Deutschland in Form von Tabletten, Retardtabletten, Retardkapseln, Retarddragees, magensaftresistenten Tabletten, magensaftresistenten Dragees sowie als Saft, in Tropfenform und als intravenöse Injektionslösung verfügbar. Wenn auch nicht in Deutschland, so ist es in anderen Ländern auch in Form von Suppositorien auf dem Markt. Bei den Präparaten handelt es sich um Valproat-Natrium oder um Valproinsäure, ein Präparat auf dem deutschen Markt ist ein Kalziumsalz des Valproat (Convulex®). In der retardierten Zubereitung finden sich überwiegend Mischpräparate aus Valproat-Natrium und Valproinsäure. Das äquimolare Gemisch aus Valproat-Natrium und Valproinsäure kommt in den USA zur Behandlung bipolarer Erkrankungen unter dem Handelsnamen Depakote® zur Anwendung. Von dieser Mischung verspricht man sich zusammen mit einer entsprechenden dünndarmlöslichen Verkapselung eine bessere gastrointestinale Verträglichkeit.

Die Resorption von Valproat ist, unabhängig von der Art des Salzes, weitgehend vollständig. Allein die Resorptionskinetik unterscheidet sich geringfügig bei den verschieden aufbereiteten Präparationen, wie etwa Depakote® und den in Deutschland erhältlichen Retardzubereitungen. Bei diesen retardierten Präparaten ist das Resorptionsmaximum zumeist nach etwa 4–6 Stunden erreicht, wo hingegen sonst die Spitzenkonzentration von Valproat im Plasma schon nach etwa einer Stunde nach Einnahme erreicht wird.

70–95 % des Valproats werden nach der Resorption an Plasmaproteine, überwiegend an Albumin, gebunden. Patienten mit niedrigem Albuminspiegel können daher einen höheren Spiegel des freien, ungebundenen Valproats aufweisen, wodurch das Auftreten von Nebenwirkungen begünstigt wird. Gerade bei geringer Pufferkapazität des Albuminsystems kann auch durch die Verdrängung anderer an Albumin gebundener Substanzen, wie Carbamazepin und Phenytoin, deren Toxizität erhöht werden (Walden et al. 1997). Die Plasmaspiegel von Valproat während einer Dauertherapie werden durch die Albumin-Bindungskapazität allerdings nicht beeinflusst. Die bisher gemessenen Spiegel im ZNS gehen mit denjenigen im Serum parallel (Lucke et al. 1994). Erwähnenswert ist noch, dass fettreduzierte Diäten die Proteinbindung von Valproat erhöhen, so dass es hier zu einer Reduktion des Anteils an freiem Valproat kommen kann. Die in der Epileptologie als therapeutisch angesehenen Plasmaspiegel betragen zwischen 50 und 150 mg/l (Turnbull et al. 1983; Chadwick 1985). Allerdings sind diese Werte nicht unumstritten, unklar erscheint, ob für eine wirkungsvolle Anfallskontrolle Spitzenkonzentrationen oder aber der mittlere Tagesspiegel eine höhere Relevanz haben. Auch in der Psychiatrie scheinen sich die therapeutischen Effekte bei bipolaren Störungen in diesem Spiegelbereich einzustellen (VanValkenburg et al. 1990), wobei in der Behandlung der akuten Manie wohl eher höhere Spiegel anzustreben sind (Keck et al. 1993; Bowden et al. 1996).

Die Halbwertszeit von Valproat beträgt bei Monotherapie etwa 12–16 Stunden und halbiert sich bei gleichzeitiger Gabe von Enzyminduktoren, wie Carbamazepin, Phenytoin oder Phenobarbital. Valproat wird zu etwa 60 % duch Konjugation zu Valproat-Glucuronid inaktiviert oder über eine Vielzahl von Metaboliten abgebaut, die ihrerseits sowohl antikonvulsive, aber auch toxische Effekte haben können. Der Hauptabbauweg ist die mitochondriale β- und ω-Oxidation, wobei als Metabolite 3-OH-Valproat, 3-OXO-Valproat sowie 2-en-Valproat anfallen (Abb. **6**). Letzterer Metabolit ist gleichfalls antikonvulsiv wirksam (Löscher und Hönack 1996) und zeichnet sich durch eine lange Halbwertszeit aus. Alternativ kann Valproat über den mikrosomalen Cytochrom-P 450-Metabolisierungsweg abgebaut werden. Dabei ist Valproat hauptsächlich Substrat des Cytochrom-2D6, hat aber auch enzyminhibitorische Effekte am Cytochrom-2B1 und -2B2. In der Psychiatrie, insbesondere bei Kombination mit anderen Stimmungsstabilisierern wie Carbamazepin und Lamotrigin, kann der Abbau über Cytochrom-P 450-2D6 klinisch relevante Bedeutung bekommen. Bei gleichzeitiger Gabe von P 450-Induktoren, wie zum Beispiel Carbamazepin, wird Valproat bevorzugt über diesen Weg abgebaut. Dies führt zu einem Anstieg der Metaboliten 4-en- und 2,4-en-Valproat, die für toxische Nebenwirkungen des Valproats verantwortlich gemacht werden. Umgekehrt steigen auch die Spiegel anderer Antiepileptika, welche das Cytochrom-P 450-2D6 als Substrat haben, wie Carbamazepin, Phenytoin, Phenobarbital und Ethosuximid, wobei bei letzteren Substanzen dies mehr in der Epileptologie von Bedeutung ist.

Zusätzlich werden weniger als 3 % des Valproats mit Urin und Stuhl unmetabolisiert ausgeschieden. Bezüglich der Wechselwirkungen sei

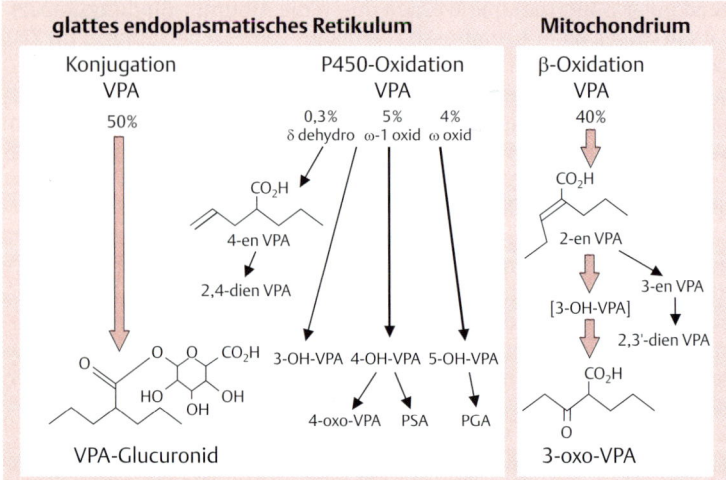

Abb. 6   Abbauwege von Valproat (VPA). Durch Konjugation zum Glucuronid (Hauptweg) oder über Oxidation mittels P 450 wird etwa 60 % des Valproats im endoplasmatischen Retikulum inaktiviert bzw. abgebaut. Etwa 40 % des Valproats wird mittels β-Oxidation in den Mitochondrien metabolisiert (nach Ketter et al. 1999).

hier schon kurz erwähnt, dass Valproat den freien Carnitin-Serumspiegel reduziert (Coulter 1991). Dies kann eine Hyperammoniämie und damit eine Enzephalopathie begünstigen (Göbel et al. 1999).

Literatur

Afione, S., B. Duvilanski, A. Seilicovich et al.: Effects of serotonin on the hypothalamic-pituitary GABAergic system. Brain Res. Bull. 25 (1990) 245 – 249

Altrup, U., G. Gerlach, H. Reith et al.: Effects of valproate in a model nervous system (buccal ganglia of Helix pomatia): I. Antiepileptic actions. Epilepsia 33 (1992 a) 743 – 752

Altrup, U., H. Reith, E. J. Speckmann: Effects of valproate in a model nervous system (buccal ganglia of Helix pomatia): II. Epileptogenic actions. Epilepsia 33 (1992 b) 753 – 759

Beckers, A., A. Stevenaert, G. Pirens et al.: Cyclical Cushing's disease and its successful control under sodium valproate. J. Endocrinol. Invest. 13 (1990) 923 – 929

Berridge, M. J., R. F. Irvine: Inositol phosphates and cell signalling. Nature 341 (1989) 197–205

Bowden, C. L., P. G. Janicak, P. Orsulak et al.: Relation of serum valproate concentration to response in mania. Am. J. Psychiatry 153 (1996) 765–770

Chadwick, D.: Valproate in the treatment of partial epilepsies. Epilepsia 35, Suppl. 5 (1994) S96–S98

Chadwick, D. W.: Concentration-effect relationships of valproic acid. Clin. Pharmacokinet. 10 (1985) 155–163

Chadwick, D. W.: Valproate monotherapy in the management of generalized and partial seizures. Epilepsia 28, Suppl. 2 (1987) S12–S17

Chen, G., H. K. Manji, D. B. Hawver et al.: Chronic sodium valproate selectively decreases protein kinase C alpha and epsilon in vitro. J. Neurochem. 63 (1994) 2361–2364

Coulter, D. L.: Carnitine, valproate, and toxicity. J. Child. Neurol. 6 (1991) 7–14

Crestani, F., M. Lorez, K. Baer et al.: Decreased GABA-A-receptor clustering results in enhanced anxiety and a bias for threat cues. Nature Neuroscience 2 (1999) 833–839

Diehl, D. J., S. Gershon: The role of dopamine in mood disorders. Compr. Psychiatry 33 (1992) 115–120

Dubovsky, S. L., R. D. Franks: Intracellular calcium ions in affective disorders: a review and an hypothesis. Biol. Psychiatry 18 (1983) 781–797

Duman, R. S., G. R. Heninger, E. J. Nestler: A molecular and cellular theory of depression. Arch. Gen. Psychiatry 54 (1997) 597–606

Emrich, H. M., D. von Zerssen, W. Kissling et al.: Effect of sodium valproate on mania. The GABA-hypothesis of affective disorders. Arch. Psychiatr. Nervenkr. 229 (1980) 1–16

Fariello, R., M. C. Smith: Valproate. Mechanism of action. In: Antiepileptic drugs, hrsg. von R. H. Levy, F. E. Dreifuss, R. H. Mattson, et al. Raven Press, New York 1989, pp. 567–575

Gani, D., C. P. Downes, I. Batty, J. Bramham: Lithium and myo-inositol homeostasis. Biochim. Biophys. Acta 1177 (1993) 253–269

Godfrey, P. P., S. D. Grahame, J. A. Gray: GABA-B-receptor activation inhibits 5-hydroxytryptamine-stimulated inositol phospholipid turnover in mouse cerebral cortex. Eur. J. Pharmacol. 152 (1988) 185–188

Göbel, R., A. Görtzen, P. Bräunig: Enzephalopathien durch Valproat. Fortschr. Neurol. Psychiatr. 67 (1999) 7–11

Harandi, M., M. Aguera, H. Gamrani et al.: Gamma-Aminobutyric acid and 5-hydroxytryptamine interrelationship in the rat nucleus raphe dorsalis: combination of radioautographic and immunocytochemical techniques at light and electron microscopy levels. Neuroscience 21 (1987) 237–251

Hiraoka, A., I. Miura, M. Sato et al.: Effects of anti-epileptic drugs on the L-tryptophan binding to human serum albumin. Chem. Pharm. Bull. Tokyo 40 (1992) 1629–1630

Hönack, D., U. Wahnschaffe, W. Löscher: Kindling from stimulation of a highly sensitive locus in the posterior part of the piriform cortex. Comparison with amygdala kindling and effects of antiepileptic drugs. Brain Res. 538 (1991) 196 – 202

Keck, P. E., S. L. McElroy, K. C. Tugrul, J. A. Bennett: Valproate oral loading in the treatment of acute mania. J. Clin. Psychiatry 54 (1993) 305 – 308

Kelly, W., J. E. Adams, I. Laing et al.: Long-term treatment of Nelson's syndrome with sodium valproate. Clin. Endocrinol. Oxf. 28 (1988) 195 – 204

Kelsoe, J. R., A. D. Sadovnick, H. Kristbjarnarson et al.: Possible locus for bipolar disorder near the dopamine transporter on chromosome 5. Am. J. Med. Genet. 67 (1996) 533 – 540

Ketter, T. A., M. A. Frye, G. Cora-Locatelli et al.: Metabolism and excretion of mood stabilizers and new anticonvulsants. Cellular and Molecular Neurobiology 19 (1999) 511 – 532

Lahtinen, H., A. Pitkanen, L. Tuomisto, P. Riekkinen: Effect of antiepileptic drugs on somatostatin release in vitro. Neuropeptides 17 (1990) 29 – 34

Lenox, R. H., R. K. McNamara, J. M. Watterson, D. G. Watson: Myristoylated alanine-rich C kinase substrate (MARCKS): a molecular target for the therapeutic action of mood stabilizers in the brain? J. Clin. Psychiatry 57, Suppl. 13 (1996) 23 – 31

Leveil, V., R. Nanquet: A study of the action of valproic acid on the kindling effect. Epilepsia 18 (1977) 229 – 234

Löscher, W.: Effects of the antiepileptic drug valproate on metabolism and function of inhibitory and excitatory amino acids in the brain. Neurochem. Res. 18 (1993) 485 – 502

Löscher, W., D. Hönack: Valproate and its major metabolite E-2-en-valproate induce different effects on behaviour and brain monoamine metabolism in rats. Eur. J. Pharmacol. 299 (1996) 61 – 67

Löscher, W., D. Hönack, B. Nolting, C. P. Fassbender: Trans-2-en-valproate: reevaluation of its anticonvulsant efficacy in standardized seizure models in mice, rats and dogs. Epilepsy Res. 9 (1991) 195 – 210

Lubrich, B., D. van Calker: Inhibition of the high affinity myo-inositol transport system: A common mechanism of action of antibipolar drugs? Neuropsychopharmacology (1999) (im Druck)

Lucke, A., T. Mayer, U. Altrup et al.: Simultaneous and continuous measurement of free concentration of valproate in blood and extracellular space of rat cerebral cortex. Epilepsia 35 (1994) 922 – 926

Macdonald, R. L., K. M. Kelly: Antiepileptic drug mechanisms of action. Epilepsia 36, Suppl. 2 (1995) S2 – 12

MacMillan, V.: The effects of the anticonvulsant valproic acid on cerebral indole amine metabolism. Can. J. Physiol. Pharmacol. 57 (1979) 843 – 847

Maes, M., J. Calabrese, K. Jayathilake, H. Y. Meltzer: Effects of subchronic treatment with valproate on L-5-HTP-induced cortisol responses in mania: evidence for increased central serotonergic neurotransmission. Psychiatry Res. 71 (1997) 67 – 76

Maes, M., J. R. Calabrese: Mechanisms of action of valproate in affective disorders. In: Anticonvulsants in mood disorder, hrsg. von R. T. Joffe, J. R. Calabrese. Marcel Dekker, New York 1994, pp. 93 – 110

Manji, H. K., G. Chen, J. K. Hsiao et al.: Regulation of signal transduction pathways by mood-stabilizing agents: implications for the delayed onset of therapeutic efficacy. J Clin. Psychiatry 57, Suppl. 13 (1996) 34 – 46

Manki, H., S. Kanba, T. Muramatsu et al.: Dopamine D2, D3 and D4 receptor and transporter gene polymorphisms and mood disorders. J Affect. Disord. 40 (1996) 7 – 13

McLean, M. J., R. L. Macdonald: Sodium valproate, but not ethosuximide, produces use- and voltage-dependent limitation of high frequency repetitive firing of action potentials of mouse central neurons in cell culture. J. Pharmacol. Exp. Ther. 237 (1986) 1001 – 1011

Meyer, D. K., A. Holland, A. Lais, B. Szabo: Effects of p-chloroamphetamine on release of [3 H]gamma-aminobutyric acid from slices of rat caudate-putamen. Eur. J. Pharmacol. 196 (1991) 189 – 195

Penry, J. K., J. C. Dean: The scope and use of valproate in epilepsy. J. Clin. Psychiatry 50, Suppl. (1989) 17 – 22

Petty, F.: GABA and mood disorders: a brief review and hypothesis. J. Affect. Disord. 34 (1995) 275 – 281

Petty, F., A. J. Rush, J. M. Davis et al.: Plasma GABA predicts acute response to divalproex in mania. Biol. Psychiatry 39 (1996) 278 – 284

Post, R. M., S. R. Weiss, D. M. Chuang: Mechanisms of action of anticonvulsants in affective disorders: comparisons with lithium. J. Clin. Psychopharmacol 12 (1992) 23 S – 35 S

Rainnie, D. G.: Chronic clozapine treatment in vivo alters serotonergic modulation of synaptic transmission in the basolateral amygdala. Soc. Neurosci. Abstr. 24 (1998) 677

Rimmer, E. M., A. Richens: An update on sodium valproate. Pharmacotherapy 5 (1985) 171 – 184

Rohlfs, A., C. Rundfeldt, R. Koch, W. Loscher: A comparison of the effects of valproate and its major active metabolite E-2-en-valproate on single unit activity of substantia nigra pars reticulata neurons in rats. J Pharmacol. Exp. Ther. 277 (1996) 1305 – 1314

Southam, E., D. Kirby, G. A. Higgins, R. M. Hagan: Lamotrigine inhibits monoamine uptake in vitro and modulates 5-hydroxytryptamine uptake in rats. Eur. J. Pharmacol. 358 (1998) 19 – 24

Speckmann, E. J., J. Walden, D. Bingmann: Contribution of calcium ions to epileptogenesis. J. Basic. Clin. Physiol. Pharmacol. 1 (1990) 95 – 105

Turnbull, D. M., M. D. Rawlins, D. Weightman, D. W. Chadwick: Plasma concentrations of sodium valproate: their clinical value. Ann. Neurol. 14 (1983) 38 – 42

VanValkenburg, C., J. Kluznik, R. Merrill, W. Erickson: Therapeutic levels of valproate for psychosis. Psychopharmacol. Bull. 26 (1990) 254–255

Walden, J., U. Altrup, H. Reith, E. J. Speckmann: Effects of valproate on early and late potassium currents of single neurons. Eur. Neuropsychopharmacol. 3 (1993) 137–141

Walden, J., L. H. Dietrich, E. J. Speckmann: A long-lasting inward current induced by intracellular injection of calcium ions in identified neurons of Helix pomatia. Neurosci. Lett. 76 (1987) 53–57

Walden, J., H. Grunze: Bipolare affektive Störungen. Ursache und Behandlung. Thieme, Stuttgart, New York 1998

Walden, J., H. Grunze, H. Olbrich, M. Berger: Bedeutung von Kalziumionen und Kalziumantagonisten bei affektiven Psychosen. Fortschr. Neurol. Psychiatr. 60 (1992) 471–476

Walden, J., B. Heßlinger, H. Grunze, M. Berger: Behandlung psychischer Erkrankungen mit dem Antiepileptikum Valproat. Nervenheilkunde 16 (1997) 12–18

Walden, J., E. J. Speckmann: Suppression of recurrent generalized tonic-clonic seizure discharges by intraventricular perfusion of a calcium antagonist. Electroencephalogr. Clin. Neurophysiol. 69 (1988) 353–362

Wang, J. F., L. T. Young, P. P. Li, J. J. Warsh: Signal transduction abnormalities in bipolar disorder. In: Bipolar disorder – Biological models and their clinical application, hrsg. von L. T. Young, R. T. Joffe. Marcel Dekker, New York 1997, pp. 41–79

Whitton, P. S., D. Oreskovic, B. Jernej, M. Bulat: Effect of valproic acid on 5-hydroxytryptamine turnover in mouse brain. J. Pharm. Pharmacol. 37 (1985) 199–200

Wong, W. F., G. D. Pearlson, L. E. Tune et al.: Quantification of neuroreceptors in the living human brain: IV. Effect of aging and elevations of D2-like receptors in schizophrenia and bipolar illness. J. Cereb. Blood Flow Metab. 17 (1997) 331–342

Zeise, M. L., S. Kasparow, W. Zieglgansberger: Valproate suppresses N-methyl-D-aspartate-evoked, transient depolarizations in the rat neocortex in vitro. Brain Res. 544 (1991) 345–348

Das Wirkspektrum: Valproat – *ein* Medikament für *viele* Erkrankungen des Zentralnervensystems?

Gibt es Gemeinsamkeiten zwischen Epilepsie und manisch-depressiven Erkrankungen?

Auf den ersten Blick scheint es weit hergeholt, eine Analogie zwischen epileptischen Anfällen und bipolaren Erkrankungen herstellen zu wollen. Haben wir es auf der einen Seite mit hochdramatischen, in Sekundenbruchteilen einsetzenden und z. T. lebensbedrohlich verlaufenden Zuständen zentralnervöser Hyperaktivität zu tun, so scheinen sich bipolare Störungen „nur" durch nicht situationsadäquate Stimmungsveränderungen zu äußern. Genaue Betrachtung zeigt jedoch einige Gemeinsamkeiten. Dies betrifft

➤ den Verlauf mit episodenhaft auftretenden Krankheitsschüben, die von klinisch relativ unauffälligen Intervallen gefolgt sind,

➤ den langfristigen Verlauf, nämlich eine Zunahme der Häufigkeit der Anfälle bzw. Episoden bei insuffizienter Behandlung,

➤ als auch mögliche zelluläre Korrelate in Form der episodenhaften Veränderung von Stoffwechselvorgängen.

Im Bereich der Neurotransmitter wird bei der Ausbreitung epileptischer Anfälle dem GABAergen System im Sinne einer verminderten Hemmung eine entscheidende Rolle zugeordnet, im Bereich der affektiven Störungen gibt es ebenso die von Petty (1995) beschriebene GABAerge Hypothese. Auch im Bereich der Ionenströme werden ähnliche Mechanismen vermutet. Bezüglich der Genese epileptischer Anfälle wird einem exzessiv erhöhten Kalziumeinstrom in die Zelle eine wichtige Rolle zugeschrieben, umgekehrt gibt es auch für bipolare Störungen die Kalzium-Hypothese (Dubovsky und Franks 1983; Walden et al. 1992). Nicht umsonst scheinen die Antiepileptika, die bei bipolaren Störungen erfolgreich eingesetzt werden, sowohl eine GABAerge Wirkkomponente als auch eine kalziumantagonistische aufzuweisen, neben Valproat auch Carbamazepin. Auch ein anderer Ionenstrom, nämlich der schnelle Kaliumauswärtsstrom, kann bei beiden Krankheitsbildern eine Bedeutung haben; er wird von den stimmungsstabilisierenden Antiepileptika Carbamazepin, Valproat und Lamotrigin moduliert. Bei den Natriumströmen jedoch scheint die Analogie nicht gegeben zu sein; exzessive Natriumströme werden als eine Hauptursache der Auslösung epileptischer Anfälle gesehen und erfolgreich von fast allen Antiepileptika, insbesondere der älteren Generation, inhibiert. Diese zeigen jedoch keine oder nur begrenzte Wirkung bei bipolaren Erkrankungen, wie zum Beispiel Phenytoin. Auch ein isolierter GABAerger Wirkmechanismus kann eine hinreichende Bedingung zur Kontrolle epileptischer Anfälle darstellen, wie bei Barbituraten oder dem neuen Antiepileptikum Tiagabin; dieses scheint jedoch bei bipolaren Störungen nur von allenfalls begrenztem Wert zu sein (Grunze et al. 1999).

Dennoch erscheinen die Analogien zwischen bipolaren Erkrankungen und Epilepsien so weitreichend, dass zum Beispiel das Tiermodell des Amygdala-Kindling für beide Krankheitsbilder pathophysiologische Aufschlüsse bieten kann (Ebert und Löscher 1999). In diesem Tiermodell wird über eine Reizelektrode einseitig die Amygdala einer Ratte durch elektrischen Strom gereizt, so dass ein Anfall ausgelöst wird. Mit zunehmender Wiederholung dieser Reizung wird die benötigte Stromstärke, die zum Auslösen eines Anfalles notwendig ist, immer geringer. Schließlich kommt es auch zu spontanen Anfällen mit Generalisierung und Beteiligung der kontralateralen Amygdala. Dieses von Post und Weiss (1997) für bipolare Störungen adaptierte Modell beruht auf einer allmählichen Verschiebung der Balance zwischen glutamatergen und GABAergen Mechanismen (Rainnie et al. 1992) sowie schließlich auch auf einer Zunahme aberranter Kalziumströme. Substanzen, die den Kindling-Prozess blockieren können, sind daher unter anderem Kalziumantagonisten, zum Beispiel Nimodipin, aber auch Antiepileptika mit GABAergen, antiglutamatergen und kalziumantagonistischen Wirkungen, wie Valproat, Carbamazepin, Lamotrigin und Topiramat. Insgesamt scheint dabei der kalziumantagonistischen Wirkkomponente eine Schlüsselstellung zuzukommen, da zum Beispiel auch für Nimodipin stimmungsstabilisierende Effekte sowohl bei Depressionen (Walden et al. 1995), als auch bei den Patienten mit sonst nur schwer zu behandelnden „Rapid-cycling"-Verläufen beschrieben sind (Pazzaglia et al. 1998).

Zusammenfassend bestehen also zwischen epileptischen Anfällen und bipolaren Störungen, zumindest auf Modellebene, doch deutliche Gemeinsamkeiten. Bei beiden Erkrankungen handelt es sich um paroxysmal auftretende Zustände zentralnervöser Übererregbarkeit, die durch größtenteils identische Therapieprinzipien behandelbar sind.

Valproat bei anderen Indikationen

Auf den Einsatz von Valproat bei Epilepsien soll hier nicht umfangreich eingegangen werden, da dazu umfangreiche Literatur existiert. Zusammengefasst kann man mit Valproat fast das gesamte Spektrum epileptischer Anfälle, beginnend von partiellen Anfällen, bis hin zu generalisierten Anfällen, von Absencen bis hin zum Grand-mal-Status, behandeln (Chadwick 1987, 1994). Aus dem bisher Gesagten stellt sich aber die Frage, ob Valproat vielleicht auch bei anderen zentralnervösen Erkrankungen, die durch eine Übererregbarkeit des ZNS gekennzeichnet sind, therapeutisch wirksam sein kann.

Migräne

Erstmals 1988 wurden von Sörensen Erfahrungen mit Valproat in der Migräneprophylaxe beschrieben (Sörensen 1988). Daran haben sich verschiedene doppelblind-kontrollierte Studien angeschlossen, in die bis 1998 insgesamt 359 Patienten eingeschlossen wurden (Arnold und Einhäupl 1998).

Zusammenfassend zeigt dabei Valproat gegenüber Plazebo eine deutliche Überlegenheit in der Migräneprophylaxe (Rothrock 1997); eine Studie belegt eine gleiche Wirksamkeit wie der Standard Propranolol (Kaniecki 1997). Die Studien wurden dabei sowohl mit Festdosierungen als auch mit Plasmaspiegelkontrollen in einem Dreifach-Blinddesign durchgeführt. Dabei ergab sich jedoch keine eindeutige Korrelation zwischen Plasmaspiegeln und Wirksamkeit in der Migräneprophylaxe. Selbst niedrigste Dosen, wie etwa 500 mg pro Tag, die in der Studie von Klapper (1997) zum Einsatz kamen, scheinen eine prophylaktische Wirksamkeit zu zeigen, obwohl der Spiegel hier bei der Mehrzahl der Patienten sicher unter dem aus der Epilepsiebehandlung bekannten therapeutischen Bereich lag. Entsprechend ist hier bezüglich eines Zusammenhangs zwischen Plasmaspiegeln und klinischer Wirksamkeit bei der Migräneprophylaxe noch dringend weiterer Forschungsbedarf gegeben. Hinsichtlich des Wirkmechanismus von Valproat in der Migräneprophylaxe wird in erster Linie eine über GABA-A-Rezeptoren vermittelte Wirkung diskutiert (Cutrer et al. 1997). Dadurch wird die Schwelle für die Auslösung einer kortikalen „spreading depression" erhöht, einer großen depolarisierenden Welle, welche als Korrelat der Ausbreitung einer Migräne gesehen wird. Außerdem kann Valproat möglicherweise die neurogene Entzündung günstig beeinflussen. Schließlich wird auch der Einfluss von Valproat auf den trigeminalen Nucleus caudalis diskutiert, sowohl durch die bereits in anderem Zusammenhang erwähnte Reduktion der Expression von *c-fos* als auch durch Interaktion mit dem Serotoninsystem (Überblick bei Arnold und Einhäupl 1998).

Die offensichtliche Wirksamkeit, zusammen mit der relativ guten Verträglichkeit ließ Valproat mittlerweile zum Mittel der 2. Wahl nach β-Rezeptorenblockern und Flunarizin bei der Behandlung der Migräne werden, so die Empfehlungen der Deutschen Migräne- und Kopfschmerz-Gesellschaft von 1997.

Alkohol- und Benzodiazepinentzug

Das initiale Interesse an Antiepileptika, namentlich Valproat und Carbamazepin, für die Entzugsbehandlung setzte Mitte der 70er Jahre ein. Die Überlegung dabei war, dass im Entzug ebenso wie bei Epilepsien elektrophysiologische Abnormalitäten im Sinne einer Übererregbarkeit auftreten, die klinisch mit Grand-mal-Anfällen einhergehen können. Diese zunächst recht vereinfachende Hypothese fand weitere Unterstützung durch den Befund, dass subkortikale EEG-Veränderungen im Entzug denjenigen beim Kindling von Ratten sehr ähneln (Post et al. 1983, Ballenger und Post 1984). Wiederholte Entzüge können beim Kindling-Modell ähnliche Effekte wie elektrische Reizung haben und schließlich zu einer Verminderung der Krampfschwelle führen.

Für den Einsatz beim Benzodiazepin-Entzug bot sich ebenfalls Valproat aufgrund seiner Wirkung auf das GABAerge System an. Insbesondere der anxiolytische Effekt von Benzodiazepinen wird über den zentralen Benzodiazepin-Rezeptor vermittelt, welcher eng verbunden mit einem GABA-A-Rezeptor und dem Chlorid-Ionenkanal ist (GABA-Benzodiazepin-Chloridkanal makromolekularer Komplex). Über seine GABA-mobilisierende Wirkung kann Valproat somit theoretisch einen Benzodiazepin-Entzug abschwächen.

Bezüglich des Alkoholentzuges ist noch erwähnenswert, dass auch überschießende Kalziumströme für die vegetative Entzugssymptomatik verantwortlich gemacht werden (Bondy et al. 1998). Somit könnten sowohl Carbamazepin als auch Valproat als Inhibitoren der L- bzw. T-Typ-Kalziumkanäle über diesen Mechanismus entzugsmindernd wirken.

Im klinischen Bereich wurde die Wirksamkeit von Carbamazepin beim Alkoholentzug in verschiedenen großen Studien gegen Plazebo, aber auch gegen Clomethiazol, Tiaprid, Barbiturat, oder Oxazepam getestet (Überblick bei Keck et al. 1994).

Für Valproat hingegen ist, zumindest was die kontrollierten Studien angeht, die Studienlage nicht so abgesichert. Es gibt bis dato nur zwei kontrollierte Studien. In einer kleinen Untersuchung an zwei Gruppen von je acht Patienten konnten Bründel und Mohadjeri (1978) keinen Unterschied zwischen Valproat und Plazebo bezüglich ihrer Wirkung auf neurologische, psychische und vegetative Symptome beim Alkoholentzug feststellen. Die Studie von Lambie u. Mitarb. (1980) untersuchte die Wirksamkeit von Valproat vs. Plazebo als doppelblind randomisierte Zugabe zu einer Clomethiazol-Standardtherapie. Dabei ergab sich, dass durch die Valproatzugabe der Clomethiazol-Bedarf deutlich gesenkt wurde. Allerdings hat die Studie methodische Mängel. So wurde das Ergebnis nicht statistisch abgesichert. Zudem bleibt unklar, ob die

Schwere der Entzugssymptome in den beiden Gruppen zum Ausgangszeitpunkt vergleichbar war.

Zusammen mit der Evidenz einer Vielzahl kleinerer offener Studien, die Valproat im Alkoholentzug erfolgreich eingesetzt haben, lässt sich in der Gesamtschau doch ein zumindest geringer, den Entzug mildernder Effekt von Valproat vermuten. Weitere kontrollierte klinische Untersuchungen sind jedoch dringend notwendig, bevor der Einsatz von Valproat beim Alkoholentzug, welcher über die Verhinderung von Anfällen hinausgeht, empfohlen werden kann.

Bezüglich des Benzodiazepin-Entzuges existieren zwei Fallberichte sowie eine kleine Untersuchung (Apelt und Emrich 1990), die von einem positiven Effekt von Valproat auf Benzodiazepin-Entzugssymptome berichten. Interessanterweise hatte dabei Valproat bei zwei Patienten in den Untersuchungen neben dem entzugsmildernden Effekt auch gleichzeitig einen positiven Einfluss auf die Grunderkrankung einer Panikstörung, die ursprünglich zur Benzodiazepin-Abhängigkeit geführt hat (weiteres zur Indikation Panikstörung im nächsten Abschnitt).

Aber auch hinsichtlich des Nutzens von Valproat beim Benzodiazepin-Entzug fehlen kontrollierte Studien, die aufgrund der Häufigkeit von Suchterkrankungen, deren Komplikationen und schließlich auch aufgrund ihrer hohen Komorbidität mit bipolaren Störungen wünschenswert wären.

Panikstörungen

Drei Studien, darunter eine plazebokontrollierte sowie zwei offene Studien, haben sich bisher intensiver mit dem therapeutischen Nutzen von Valproat bei Panikstörungen befasst. In einer plazebokontrollierten Cross-over-Studie über 6 Wochen führte die Valproatgabe zu einer signifikanten Verminderung der Dauer und Intensität der Panikattacken (Lum et al. 1990). Die Valproat-Plasmaspiegel lagen dabei in dem auch in der Epilepsie-Behandlung üblichen Bereich. In der Studie von Keck u. Mitarb. (1993) an 14 Patienten ließ sich durch Valproatgabe über einen Monat ein vollständiges Sistieren der Attacken bei sechs Patienten sowie eine mehr als 50%ige Reduktion der Anfallshäufigkeit bei 4 Patienten erreichen (Keck et al. 1993). Während vor dieser Untersuchung alle 14 Patienten auf Verabreichung einer Lactatinfusion mit einer Panikattacke reagierten, konnte nach Valproatgabe bei zehn der zwölf Patienten durch die Lactatinfusion keine Attacke mehr induziert werden. Ähnlich positiv fiel auch das Ergebnis der zweiten offenen Studie aus (Primeau et al. 1990).

Zusammengefasst scheinen diese Untersuchungen einen prophylaktischen Effekt von Valproat bei Panikstörungen nahezulegen. Ähnlich jedoch wie bei den anderen Nebenindikationen, abseits der Epilepsie und bipolarer Störungen, haben auch hier bisher noch keine größeren kontrollierten Untersuchungen stattgefunden, die den Nutzen von Valproat zweifelsfrei beweisen könnten.

Aggressive Verhaltensstörungen

In den 60er (Phenytoin) und in den 70er Jahren (Carbamazepin) wurde in kleineren Untersuchungen ein potenzieller Nutzen von Antiepileptika bei aggressivem Verhalten in Problemgruppen aufgezeigt, so bei jugendlichen Gefängnisinsassen und Patienten mit aggressiven Ausbrüchen im Rahmen hirnorganischer Erkrankungen oder starker Intelligenzminderung.

Valproat wurde erst jüngst auf seine Wirkung auf aggressive Verhaltensdurchbrüche untersucht, und zwar überwiegend in der Gruppe alter Patienten mit einer Demenz. Eine kleinere Untersuchung konnte bei zwei von vier Patienten mit Alzheimer-Demenz einen deutlich beruhigenden Effekt von Valproat zeigen, der sekundär auch zu einer besseren Zugänglichkeit zu den Patienten auf kognitiver Ebene führte (Mellow et al. 1993). Eine ähnliche Erfolgsquote von etwa 50% zeigt auch eine jüngst beendete größere offene Untersuchung von Niedermier und Nasrallah (1998) bei Patienten mit unterschiedlichen Demenzerkrankungen. Insgesamt ist auch hier eine Abnahme von motorischer Unruhe, Ängstlichkeit und daraus entspringendem enthemmt-aggressiven Verhalten zu beobachten.

Abschließend gilt aber auch für diese Indikation, wie für die vorausgegangenen, dass in Ermangelung großer kontrollierter Untersuchungen die Verwendung von Valproat zur Abminderung aggressiven Verhaltens bei dementen Patienten noch nicht uneingeschränkt empfohlen werden kann. Allerdings kann sich hier mit Valproat eine mögliche Alternative zu dem sonst doch sehr exzessiven Einsatz von Benzodiazepinen und Neuroleptika auftun, die entweder durch zu starke Sedierung oder motorische Einschränkung im Sinne extrapyramidal-motorischer Störungen häufig zu Stürzen führen können.

Literatur

Apelt, S., H. M. Emrich: Sodium valproate in benzodiazepine withdrawal. Am. J. Psychiatry 147 (1990) 950 – 951

Arnold, G., K. M. Einhäupl: Valproinsäure in der prophylaktischen Behandlung der Migräne. Nervenarzt 69 (1998) 913 – 918

Ballenger, J. C., R. M. Post: Carbamazepine in alcohol withdrawal syndromes and schizophrenic psychoses. Psychopharmacol. Bull. 20 (1984) 572 – 584

Bondy, B., R. R. Engel, J. S. de Jonge et al.: Phytohemagglutinin-stimulated calcium signal in lymphocytes of alcoholics before, during and after detoxification. Psychiatry Res. 81 (1998) 157 – 162

Bründel, K., E. Mohadjeri: Das Alkohol-Entzugssyndrom (Prädelir) im therapeutischen Wirkungsvergleich von Natriumvalproinat mit einer Vergleichssubstanz. Lab. Erfolg. Forschung 3 (1978) 3 – 17

Chadwick, D.: Valproate in the treatment of partial epilepsies. Epilepsia 35, Suppl. 5 (1994) S96 – S98

Chadwick, D. W.: Valproate monotherapy in the management of generalized and partial seizures. Epilepsia 28, Suppl. 2 (1987) S12 – S17

Cutrer, F. M., V. Limmroth, M. A. Moskowitz: Possible mechanisms of valproate in migraine prophylaxis. Cephalalgia. 17 (1997) 93 – 100

Dubovsky, S. L., R. D. Franks: Intracellular calcium ions in affective disorders: a review and an hypothesis. Biol. Psychiatry 18 (1983) 781 – 797

Ebert, U., W. Löscher: Pathophysiologie des Kindling-Phänomens: Ansätze zur Entwicklung neuer Antiepileptika. Neuroforum 3 (1999) 76 – 86

Grunze, H., A. Erfurth, A. Marcuse et al.: Tiagabine appears not to be efficacious in the treatment of acute mania. J. Clin. Psychiatry (1999) (im Druck)

Kaniecki, R. G.: A comparison of divalproex with propranolol and placebo for the prophylaxis of migraine without aura. Arch. Neurol. 54 (1997) 1141 – 1145

Keck, P. E., S. L. McElroy, O. J. Thienhaus, G. L. Faedda: Antiepileptic drugs in the treatment of withdrawl and detoxification states. In: Anticonvulsants in Psychiatry, hrsg. von K. Modigh, O. H. Robak, P. Vestergaard. Wrighson Biomedical Publishing Ltd., Petersfield/UK 1994, pp. 99 – 111

Keck, P. E., V. E. Taylor, K. C. Tugrul et al.: Valproate treatment of panic disorder and lactate-induced panic attacks. Biol. Psychiatry 33 (1993) 542 – 546

Klapper, J.: Divalproex sodium in migraine prophylaxis: a dose-controlled study. Cephalalgia. 17 (1997) 103 – 108

Lambie, D. G., R. H. Johnson, M. E. Vijayasenan, E. A. Whiteside: Sodium valproate in the treatment of the alcohol withdrawal syndrome. Aust. N. Z. J. Psychiatry 14 (1980) 213 – 215

Lum, M., R. Fontaine, R. Elie: Divalproex sodium's antipanic effect in panic disorder. A placebo-controlled study. Biol. Psychiatry 27 (1990) 279 A

Mellow, A. M., L. C. Solano, S. Davis: Sodium valproate in the treatment of behavioral disturbance in dementia. J. Geriatr. Psychiatry Neurol. 6 (1993) 205 – 209

Niedermier, J. A., H. A. Nasrallah: Clinical correlates of response to valproate in geriatric inpatients. Ann. Clin. Psychiatry 10 (1998) 165 – 168

Pazzaglia, P., R. M. Post, T. A. Ketter et al.: Nimodipine monotherapy and carbamazepine augmentation in patients with refractory recurrent affective illness. J. Clin. Psychopharmacol 18 (1998) 404 – 413

Petty, F.: GABA and mood disorders: a brief review and hypothesis. J. Affect. Disord. 34 (1995) 275 – 281

Post, R. M., J. C. Ballenger, F. W. Putnam, J. Bunney: Carbamazepine in alcohol withdrawal syndromes: relationship to the kindling model [letter]. J. Clin. Psychopharmacol 3 (1983) 204–205

Post, R. M., S. R. Weiss: Kindling and Stress Sensitization. In: Bipolar disorder – Biological models and their clinical application, hrsg. von L. T. Young, R. T. Joffe. Marcel Dekker, New York 1997, pp. 93–126

Primeau, F., R. Fontaine, L. Beauclair: Valproic acid and panic disorder. Can. J. Psychiatry 35 (1990) 248–250

Rainnie, D. G., E. K. Asprodini, G. P. Shinnick: Kindling-induced long-lasting changes in synaptic transmission in the basolateral amygdala. J. Neurophysiol. 67 (1992) 443–454

Rothrock, J. F.: Clinical studies of valproate for migraine prophylaxis. Cephalalgia. 17 (1997) 81–83

Sörensen, K. V.: Valproate: a new drug in migraine prophylaxis. Acta Neurol. Scand. 78 (1988) 346–348

Walden, J., J. Fritze, D. van Calker et al.: A calcium antagonist for the treatment of depressive episodes: single case reports. J. Psychiatr. Res. 29 (1995) 71–76

Walden, J., H. Grunze, H. Olbrich, M. Berger: Bedeutung von Kalziumionen und Kalziumantagonisten bei affektiven Psychosen. Fortschr. Neurol. Psychiatr. 60 (1992) 471–476

Die Erkrankung: früher manisch-depressive, jetzt bipolare Erkrankung

Krankheitsverständnis im Wechsel der Zeiten: Von der manisch-depressiven Erkrankung Kraepelins zum bipolaren Spektrum

Kraepelin nimmt zwar eine entscheidende Rolle für unser heutiges Verständnis bipolarer Erkrankungen (oder, in der Nomenklatur seiner Zeit, des manisch-depressiven Irreseins) ein, er ist jedoch beileibe nicht der Erste, der diese Erkrankung beschrieben hat. Bereits in der griechischen Antike hat Arataeus von Kappadokien die bipolare Störung treffend als Gemütskrankheit charakterisiert. Sein Krankheitsverständnis mutet dabei geradezu modern an; im Unterschied zu der lange gängigen Meinung, dass es sich bei Manie und Depression um zwei unterschiedliche Erkrankungen handelt, sah er sie bereits als unterschiedliche Ausdrucksform einer Grunderkrankung. Den Zwängen der Zeit folgend, wurde in den folgenden Jahrhunderten angesichts der Bedrohung durch Seuchenepidemien das Gebiet der Psychiatrie in der Medizin vernachlässigt bzw. dem Feld der Mythologie und nicht der Krankheitslehre zugeordnet; eine nicht unbeträchtliche Anzahl manisch-depressiv Erkrankter dürfte dabei Hexenverbrennungen zum Opfer gefallen sein.

Erst im 19. Jahrhundert wurde in der französischen Psychiatrie das Interesse an bipolaren Erkrankungen neu belebt, und zwar durch Falret. Falret betonte die Einheit der Erkrankung, deren Symptome sich im zeitlichen Ablauf phasenhaft ändern („Folie circulaire"). Die klassifikatorische Arbeit von Kraepelin hingegen gab wieder der Querschnittssymptomatik mehr Gewichtung, die Eigenständigkeit bipolarer Störungen im Vergleich zu monopolaren Depressionen sah sein Konzept nicht vor. Aufgrund des damaligen „Wildwuchses" von psychiatrischen Krankheitskonzepten war Kraepelins Definition des manischen-depressiven Irreseins eher einschränkend und um eindeutigste Merkmale bemüht. Sie entsprach in etwa dem, was wir heute unter der Bipolar-I-Störung, also dem mindestens einmaligen Auftreten des Vollbildes einer Manie, verstehen.

Auch wenn Kretschmer und in seiner Nachfolge Kleist und Leonhard den zirkulären Verlauf der Erkrankung wieder mehr in den Vordergrund rückten, konnten sie sich doch gegen den Einfluss der Kraepelinschen Schule vor allem international nicht entscheidend durchsetzen, weswegen sowohl die „International Classification of Diseases" (ICD) in ihrer ursprünglichen und verschiedenen nachfolgenden Varianten, als auch das „Diagnostic and Statistical Manual" (DSM), die Kraepelinsche Definition des manisch-depressiven Irreseins der bipolaren Störung zugrunde legen.

Erst Mitte der 80er Jahre, aber zunehmend in den 90er Jahren beginnen sich die Kriterien für die manisch-depressive Erkrankung, nun bipolare Störungen genannt, auszuweiten. Zunächst finden, sowohl im DSM IV als auch in der ICD-10, die sogenannten Bipolar-II-Störungen Berücksichtigung, die durch das Fehlen einer voll ausgeprägten Manie, aber durch das Vorliegen einer oder mehrerer hypomaner Episoden gekennzeichnet sind.

Auch die Zeitkriterien für die Dauer der Einzelepisode sind nicht mehr so rigide, bei entsprechender Schwere kann auch in der ICD-10 bei Unterschreitung des früheren Zeitkriteriums von 14 Tagen eine depressive Episode diagnostiziert werden. Nicht zuletzt der Umstand der familiären Häufung von rezidivierenden Depressionen in den Familien bipolar erkrankter Patienten und die Beobachtung, dass bei vielen bis dato nur monopolar-depressiven Patienten durch Antidepressiva ein Umschwung in die Manie ausgelöst werden kann, führt nun dazu, zunehmend von einer rigiden Klassifikation der bipolaren Störung abzurücken und auf den Spektrumsbegriff bipolarer Störungen überzugehen. Damit wird wieder das Konzept von Kretschmar aufgegriffen, der bereits das zyklothyme Temperament als leichte Form zirkulärer Erkrankungen verstand. Zum bipolaren Spektrum nach heutigem Verständnis zählen nach Akiskal (Akiskal 1996, Akiskal et al. 1998) neben Bipolar I und II auch die Zyklothymia sowie Patienten, die bei hyperthymem Grundtemperament rezidivierende Depressionen erleiden (Bipolar III). In seiner größten Ausweitung werden auch Patienten mit rezidivierenden Depressionen, die eine genetische Belastung für bipolare Störungen in der Familie aufweisen, diesem Spektrum zugeordnet (Bipolar IV). Aufgrund ihrer Unschärfe haben diese Kriterien natürlich im Rahmen klinischer Studien, insbesondere der Medikamenten-Therapieforschung, bisher keine Berücksichtigung gefunden. Im klinischen Alltag kann es aber manchmal durchaus zu überlegen sein, einen Stimmungsstabilisierer, wie Valproat, auch bei diesen eher abortiven Formen bipolarer Störungen einzusetzen, wenn der Patient unter den Stimmungsschwankungen entsprechend leidet.

Das bipolare Spektrum (nach Akiskal 1998)

- Bipolar I
  → ≥ 1 manische oder gemischte Episode
- Bipolar II
  → rezidivierende Depressionen mit Hypomanie und/oder zyklothymer Störung
- Bipolar III
  → rezidivierende Depressionen ohne Hypomanie, aber mit hyperthymem Temperament
- Bipolar IV
  → rezidivierende Depressionen ohne Hypomanie, aber mit bipolarer Familienanamnese

Aber auch auf Symptomebene zeigt sich eine deutliche Öffnung der diagnostischen Kriterien bipolarer Erkrankungen. Während früher das Auftreten auch nur geringster psychotischer Symptome fast zwangsläufig zur Diagnose der schizoaffektiven Störung führte, sind diese, solange nicht das klinische Bild beherrschend und nur vorübergehend, kein Ausschlusskriterium mehr. Die Manie mit psychotischen Symptomen stellt im ICD 10 eine eigene Subgruppe dar (ICD 10 F32.2). Gleiches gilt für die gemischte Episode (F 31.6), auf die im Kapitel 4 bei der Behandlung noch näher eingegangen wird.

Klassifikation bipolarer Störungen

- ICD-9: 296.0; 296.2,3,4,5,6
- ICD-10: F 30; F 31

neu in ICD-10:

- Unterscheidung manisch/hypomanische Episoden
- gemischte Episoden
- Berücksichtigung somatischer Symptome
- psychotische Symptome führen nicht zwangsläufig zur Klassifikation als schizoaffektive Psychose

Welche Formen soll man behandeln?

Unbedingt behandeln sollte man natürlich aufgrund der damit verbundenen Eigen- oder Fremdgefährdung das Vollbild einer Depression bzw. einer Manie. Für die Akutbehandlung der Manie bietet sich dabei, wie später weiter ausgeführt, insbesondere Valproat an. In der Prophylaxe sind mit Sicherheit Bipolar-I-Störungen die Hauptdomäne für eine Behandlung. Diese sollte spätestens einsetzen, wenn zwei Episoden (manisch oder depressiv) innerhalb von 2 Jahren aufgetreten sind, oder alternativ drei Episoden in 5 Jahren. Amerikanische Autoren empfehlen sogar, bereits nach der ersten manischen Episode mit einer lebenslangen Prophylaxe zu beginnen. Generell gilt, dass sich die Gesamtprognose und der Krankheitsverlauf deutlich bessern, je effektiver weitere Krankheitsepisoden verhindert werden.

Zu empfehlen ist auch eine frühzeitig einsetzende Phasenprophylaxe bei Bipolar-II-Störungen. Hier stellen zwar weniger manische Episoden, jedoch teils schwere depressive Episoden bis hin zur Suizidalität eine ständige Bedrohung dar.

Innerhalb des erweiterten Spektrums bipolarer Störungen, also etwa Bipolar-III- und -IV-Störung, ist eine generelle Aussage schwieriger zu treffen. Bei Bipolar-IV-Störungen (rezidivierende Depression bei positiver Familienanamnese für bipolare Erkrankungen) sollten die Empfehlungen zur Phasenprophylaxe für rezidivierende Depressionen Anwendung finden, das heißt, es sollte eine Prophylaxe ebenfalls spätestens nach drei Episoden innerhalb von 5 Jahren begonnen werden. Aufgrund des potenziell vorhandenen höheren Switch-Risikos in die Manie wäre hier aber zu überlegen, keine Dauerprophylaxe mit einem Antidepressivum, insbesondere nicht mit einem trizyklischen Antidepressivum

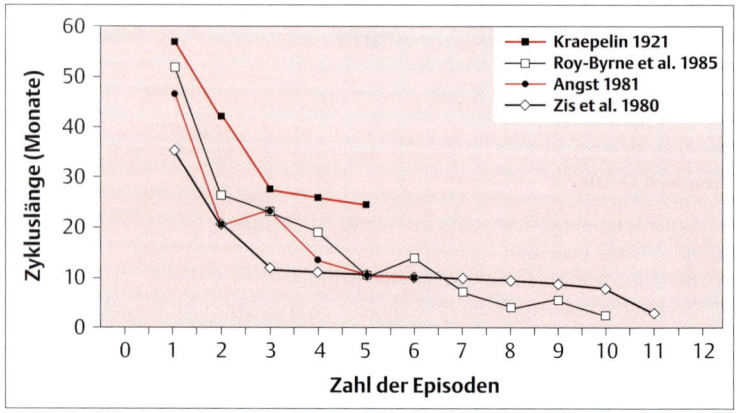

Abb. **7**   Zusammenhang zwischen Episodenhäufigkeit und Dauer des symptomfreien Intervalls (aus Walden und Grunze 1998).

durchzuführen, sondern einen Stimmungsstabilisierer zu wählen. Dies wäre bei der gegenwärtigen Forschungslage wohl am ehesten Lithium, da zu Valproat bisher noch keine hinreichenden Erfahrungen vorliegen.

Bei Bipolar-III-Störungen, Zyklothymia oder hyperthymem Temperament mit rezidivierenden depressiven Episoden hängt die Indikation zur Phasenprophylaxe in erster Linie von der Schwere und Häufigkeit der depressiven Episoden oder, bei Patienten mit Zyklothymia, vom persönlichen Leidensdruck des Patienten ab.

Literatur

Akiskal, H. S.: The prevalent clinical spectrum of bipolar disorders: beyond DSM-IV. J. Clin. Psychopharmacol. 16 (1996) 4 S – 14 S

Akiskal, H. S., M. L. Bourgeois, J. Angst, R. M. Hirschfeld, H.-J. Möller, R. M. Post: Spectrum and diagnosis of bipolar disorder. Proceedings of International Exchange on Bipolar Disorder, Barcelona, Spain, 1/2/1998

Walden, J., H. Grunze: Bipolare affektive Störungen. Ursache und Behandlung. Thieme, Stuttgart, New York 1998

Die Behandlung: Indikationen für Valproat bei bipolaren Störungen

Mittel der ersten Wahl

Akutbehandlung und Prophylaxe

Hochpotente Neuroleptika wurden und werden noch heute zumeist als Mittel der Wahl in der Maniebehandlung eingesetzt. Dabei wird ignoriert, dass die Häufigkeit sowohl von akuten als auch anhaltenden extrapyramidal-motorischen Nebenwirkungen bei bipolaren Patienten fast doppelt so hoch wie bei schizophrenen Patienten ist (Kane et al. 1984; Mukherjee et al. 1986; Brüne 1999).

Prävalenz von EPS und Spätdyskinesien

Prävalenz

- ca. 30 % extrapyramidale Symptome (EPS)
- ca. 25 – 45 % Spätdyskinesien

Inzidenz von Spätdyskinesien

- 4 % pro Jahr

(nach Mukherjee et al. 1986, Benkert und Hippius 1996)

Da somit ihr Einsatz, wenn überhaupt, nur kurzfristig erwogen werden sollte, galt Lithium bisher als Standard in der Maniebehandlung. Ein zufriedenstellender Therapieerfolg lässt sich mit Lithium dabei in 60 – 80 % der Patienten mit einem klassischen Verlauf bipolarer Störungen erreichen. Unter klassischem Verlauf ist dabei eine Bipolar-I-Störung mit einer euphorischen Manie ohne irgendwelche atypische Merkmale, wie etwa psychotische Symptome, gleichzeitiges Auftreten depressiver Symptome, oder aber Manifestation im Rahmen eines „Rapid-cycling"-Verlaufes, zu verstehen. Betrachten wir jedoch Patienten mit eher atypischen Verläufen, so stellen wir zum einen fest, dass diese sicher häufiger als bisher angenommen sind, nämlich eher bei über der Hälfte der bipolaren Patienten. So wird die Zahl der Patienten, die unter einer gemischten Manie leiden, das heißt dem zeitgleichen Auftreten deutlicher depressiver Symptome neben denen der Manie, je nach Quelle zwischen 30 und 50% eingeschätzt (Bourgeois et al. 1997, Cassidy et al. 1998). Bei diesen Patienten finden wir nur noch in 30%, maximal 40% ein gutes Ansprechen auf Lithium. Die hier zitierten Zahlen, die für die Prophylaxe gelten, scheinen auch die Wirksamkeit in der Akutbehandlung der Manie widerzuspiegeln. Auch scheint das gleichzeitige Auftreten psychotischer Symptome ein Prädiktor für ein schlechtes Ansprechen auf Lithium zu sein (Walden et al. 1999).

Betrachten wir den Längsschnittverlauf der Erkrankung, so finden wir bei der Gruppe der Patienten mit einem sogenannten „rapid cycling" (vier oder mehr Episoden pro Jahr) ebenfalls nur ein sehr schlechtes Ansprechen auf Lithium, nämlich bei nur etwa 20 – 30% (Kukopulos et al. 1980). Dabei machen „Rapid-cycling"-Patienten bis zu 20% der Gesamtheit der Patienten mit bipolaren Erkrankungen aus (Dunner und Fieve 1974). Diese, obwohl eher die Regel, dennoch als atypisch bezeichneten Verläufe erscheinen mehr die therapeutische Domäne der Antiepileptika im Allgemeinen, und von Valproat im Besonderen zu sein.

Affektiver Mischzustand (dysphorische Manie)

Mischzustand

Kriterien (DSM IV)

- Zeitgleich die vollen Kriterien für Manie und Depression erfüllt (≥ 1 Woche)
- Stimmungsveränderungen gehen einher mit
  - → deutlichen Beeinträchtigungen oder
  - → Hospitalisierung oder
  - → psychotischen Symptomen
- Ausschluß: substanzinduziert/organische Ursachen

In der Behandlung der akuten Manie kann Valproat bezüglich der Effektivität dem Lithium als zumindest gleichwertig angesehen werden. Die bisher größte doppelblind-kontrollierte Studie, die in den USA durchgeführt wurde und von Bowden und den anderen Mitgliedern der Studiengruppe 1994 publiziert wurde, ergab bei Studienende nach 3 Wochen eine Ansprechquote von 48% der Patienten auf Valproat und 49% der Patienten auf Lithium. Kriterium war dabei eine mindestens 50%ige Verbesserung der Symptomatik, die mit entsprechenden psychopathologischen Skalen erfasst wurde. Auch in anderen, wesentlich kleineren Studien gegen Plazebo oder Lithium, zeigte sich eine Besserung der Symptomatik bei 50–80% der mit Valproat behandelten Patienten, je nach Studiendesign. Eine Subgruppenanalyse der großen Multicenterstudie von 1994 (Swann et al. 1997) stellte heraus, dass insbesondere Patienten mit einer gemischten Manie ein gutes Ansprechen auf Valproat zeigten, wo hingegen Lithium hier nur beschränkt wirksam erschien. Somit scheint das Vorliegen einer gemischten Symptomatik ein Prädiktor für ein gutes Ansprechen auf Valproat zu sein, weswegen es hier Mittel der Wahl sein sollte.

Auch Carbamazepin ist möglicherweise bei der gemischten Manie dem Lithium überlegen. Gegen seine Verwendung spricht jedoch, dass es zu ausgeprägten Interaktionen auf der Ebene des Cytochrom P 450 kommen kann, falls die gleichzeitige Gabe von Antidepressiva oder Neuroleptika notwendig wird.

Manie bei „rapid cycling"

Verlaufsvarianten bipolarer Störungen

- „rapid cycling" (13–20%)
  → ≥ 4 Phasen/*Jahr*
- ultra-„rapid cycling"
  → Phasenwechsel innerhalb von *Wochen oder Tagen*
- ultra-ultra-„rapid cycling"
  → Phasenwechsel innerhalb von *Stunden*

Ähnlich wie die dysphorische Manie, erscheint auch ein „Rapid-cycling"-Verlauf ein schlechtes Ansprechen auf Lithium mit sich zu bringen. Eine Zusammenschau der Studien zu Lithium beim „rapid cycling" zeigt, dass in den bis 1997 publizierten Studien in sechs Untersuchungen Lithium schlecht abschnitt, mit Ansprechquoten um die 20%. Leider gibt es gegenwärtig noch keine großen kontrollierten Studien zu Valproat bei diesen schweren Verläufen. Es existiert jedoch ein großer Erfahrungsschatz an gut dokumentierten offenen Untersuchungen zum Einsatz von Valproat bei „rapid cycling".

So dokumentieren Untersuchungen von Calabrese u. Mitarb. (Calabrese et al. 1993b) den Verlauf bei 101 Patienten; ein sehr gutes Ansprechen auf Valproat wurde dabei bei insgesamt 64% der Patienten beobachtet. Bei einer Untergruppe, die ausschließlich Valproat in Monotherapie erhielt, zeigte sich sogar in 74% der Fälle eine sehr gute antimanische Wirksamkeit. Leicht höher ist sogar die Ansprechquote für eine anschließende Prophylaxe eines Rückfalls in die Manie. Auch in dieser Untersuchung bestätigte sich, dass Valproat bei Patienten, die neben einem „rapid cycling" als Akutsymptomatik unter einem Mischzustand leiden, Valproat Mittel der Wahl ist. Bei über 80% der Patienten mit einer gemischten Manie zeigte sich sowohl bezüglich der Akutbehandlung, als auch der Prophylaxe ein sehr gutes Ansprechen. Interessanterweise scheint Valproat auch bei Depressionen im Rahmen von „Rapid-cycling"-Verläufen eine gewisse Wirksamkeit zu haben. Während eine akute antidepressive Wirksamkeit im Schnitt bei nur 25% der Patienten beobachtet wird, und damit also im Bereich der Plazebo-Responserate liegt, konnte Valproat immerhin bei 45% der „Rapid-cycling"-Patienten ein sehr gutes oder ein zumindest zufriedenstellendes Ansprechen in der Akutbehandlung der Depression bewirken. Etwas besser sehen hierbei auch wieder die Prophylaxedaten aus, hier konnte in insgesamt 72% der Fälle durch Valproat der Krankheitsverlauf bezüglich der Verhinderung depressiver Rückfälle günstig beeinflusst werden.

Manie mit psychotischen Symptomen

Durch die Ausweitung der klassifikatorischen Merkmale durch das DSM-IV und das ICD-10 fällt eine bedeutende Anzahl von Patienten unter die Kategorie „Bipolare Störung mit psychotischen Merkmalen", welche früher meist unter dem Begriff „schizoaffektive Psychosen" klassifiziert wurden. Für schizoaffektive Psychosen im engeren Sinne scheint zu gelten, dass Carbamazepin als Antiepileptikum hinsichtlich prophylaktischer Wirksamkeit dem Lithium überlegen ist (Greil et al. 1997). Bezüglich der Akutbehandlung einer Manie mit psychotischen Symptomen gibt es bisher nur eine randomisierte, allerdings nicht doppelblinde Studie, in der Valproat mit Haloperidol verglichen wurde (McElroy et al. 1996). Dabei war Valproat nicht nur bezüglich der Beeinflussung der affektiven Maniesymptome, sondern auch hinsichtlich der Besserung der psychotischen Symptomatik dem Haloperidol ebenbürtig. Da gerade bei Manien mit psychotischen Symptomen im klinischen Alltag Neuroleptika oft unkritisch eingesetzt werden mit entsprechenden möglichen extrapyramidal-motorischen Langzeitfolgen, sollte hier unbedingt auf die Möglichkeit einer Behandlung mit Valproat, auch als Monotherapie, hingewiesen werden.

Bipolare Störungen mit gleichzeitiger Abhängigkeitserkrankung

Die Koinzidenz von bipolaren Störungen mit Abhängigkeitserkrankungen ist sehr häufig. In einer Untersuchung von Strakowski (1992) bestand bei 41,5% erstmals hospitalisierter manischer Patienten eine manifeste Alkohol- oder Drogenabhängigkeit. Eine andere Untersuchung an Patienten mit psychotischer Manie zeigte einen ähnlichen Prozentsatz, nämlich 52% (Strakowski et al. 1996). Damit ist ein Suchtmittelmissbrauch wesentlich häufiger bei Patienten mit bipolaren Störungen als bei unipolar Depressiven. Neben Alkohol sind dabei aufputschende Drogen ein bevorzugtes Suchtmittel (Winokur et al. 1998). Auswirkung eines vorausgegangenen Suchtmittelmissbrauches ist unter anderem ein deutlich jüngeres Alter bei der ersten Episode und bei Ersthospitalisation. Zudem ist die Wahrscheinlichkeit, an einem Mischzustand zu leiden, doppelt so hoch wie in einer Kontrollgruppe bipolar Erkrankter ohne Suchtmittelmissbrauch (Sonne et al. 1994).

Nicht nur aufgrund seiner potenziell entzugsmindernden Eigenschaften, sondern auch aufgrund seiner guten Wirksamkeit auf die häufiger auftretenden Mischzustände wird Valproat in dieser Patientengruppe gerne und erfolgreich eingesetzt (Brady et al. 1995). Ob es dabei anderen Stimmungsstabilisierern überlegen ist, lässt sich leider in Ermangelung kontrollierter Studien nicht feststellen. Bekanntermaßen stellt Alkohol- und Drogenmissbrauch bei großen Zulassungsstudien ein Ausschlusskriterium dar, obwohl sie die Probleme des klinischen Alltags sind.

Valproat im erweiterten Spektrum bipolarer Störungen

Epidemiologischen Schätzungen zufolge, stellen Bipolar-I-Patienten nur etwa 25% der Gesamtpopulation von Patienten mit Störungen aus dem bipolaren Spektrum (Angst 1995). Oft sind die Stimmungsschwankungen weniger stark ausgeprägt (Zyklothymia) bzw. nur zu einem Pol, nämlich der Depression hin, klinisch markant (Bipolar-II-Störungen).

In einer prospektiven Untersuchung konnte bei Patienten mit Zyklothymia und Bipolar-II-Störungen in 79% der Patienten (26 von 33 untersuchten Patienten) über 3 Jahre hinweg ein stimmungsstabilisierender Effekt durch Valproat festgestellt werden (Jacobsen 1993). Dabei reichten deutlich geringere Dosen von Valproat für den klinischen Behandlungserfolg aus, nämlich im Schnitt 350 mg (Spannbreite 125–500 mg, mittlerer Serumspiegel 32,5 mg/l). In der gleichen Untersuchung wurde auch die Wirksamkeit von Valproat bei prämenstruellen Stimmungsschwankungen untersucht. Hierbei war jedoch eine Stimmungsstabili-

Tab. 3   Deutsche Empfehlung (nach Walden et al. 1999)

Symptomatik	Behandlung allgemein	Behandlung der ersten Wahl
euphorische Manie bei Bipolar-I	*mittel/leicht:* Stimmungsstabilisierer *schwer:* Stimmungsstabilisierer + Neuroleptikum	*mittel/leicht:* Lithium *schwer:* Lithium + Neuroleptikum
psychotische Manie bei Bipolar-I	Stimmungsstabilisierer + Neuroleptikum	Valproat + Neuroleptikum
dysphorische Manie (Mischzustand)	Stimmungsstabilisierer + Benzodiazepin	Valproat + Benzodiazepin
Manie bei „rapid cycling"	*mittel/leicht:* Stimmungsstabilisierer *schwer:* Stimmungsstabilisierer + Benzodiazepin Stimmungsstabilisierer + Neuroleptikum	*mittel/leicht:* Valproat *schwer:* Valproat + Benzodiazepin Valproat + Neuroleptikum

sierung nur bei drei von acht Patientinnen zu beobachten. Dies mag als möglicher Hinweis darauf gelten, dass der Effekt von Valproat nicht unspezifisch ist, sondern eine gewisse Spezifität für die neurobiologischen Veränderungen, die einer bipolaren Störung vermutlich zu Grunde liegen, aufweist. In Tab. 3 sind die Empfehlungen zur Therapie im erweiterten Spektrum bipolarer Störungen zusammengefasst.

Mittel der Alternativtherapie

Akutbehandlung

Euphorische Manie

Als Goldstandard der Behandlung der klassischen Manie wird im Allgemeinen Lithium angesehen. Eine Vielzahl von Studien belegt das gute Ansprechen der klassischen euphorischen Manie auf eine Lithiumbehandlung (Überblick bei Walden et al. 1999). Weiteres Argument für Lithium in der Akutbehandlung ist zudem, dass die rezidivprophylaktische Wirksamkeit bei der klassischen Bipolar-I-Störung gut belegt ist.

Ein weiterer klinisch weit verbreiteter Behandlungsweg der euphorischen Manie ist die Gabe typischer Neuroleptika. Aufgrund der fast immer vorhandenen akuten extrapyramidalmotorischen Nebenwirkun-

Tab. **4** Doppelblind-kontrollierte Studien zur antimanischen Wirksamkeit von Valproat (Stand 1. 8. 1999)

Autoren	Studiendauer	Studiendesign	Wirksamkeit
Emrich et al. (1980)	28 Tage	ABA (n = 5)	Valproat 4/5 Responder
Brennan et al. (1984)	15 Tage	ABA (n = 8)	Valproat 6/8 Responder
Pope et al. (1991)	1 – 3 Wochen	Valproat (n = 17) Plazebo (n = 19)	VPA: 54 %, PLC: 5 % VPA > PLC
Freeman et al. (1992)	3 Wochen	Valproat (n = 13) Lithium (n = 14)	VPA: 9/14, LI: 12/13 LI = VPA
Bowden et al. (1994)	21 Tage	Lithium (n = 35) Valproat (n = 68) Plazebo (n = 73)	LI: 49 %, VPA: 48 % PLC: 25 % LI > PLC VPA > PLC LI = VPA
Müller-Oerling-hausen et al. (1999)	21 Tage	Valproat (n = 69) Plazebo (n = 67)	Reduktion der Haloperidolmenge: VPA > PLC

gen und der hohen Inzidenz von Spätdyskinesien (Mukherjee et al. 1986, Benkert und Hippius 1996, Brüne 1999) sollte aber auf ihren Gebrauch, wenn immer möglich, verzichtet werden, oder er sollte zeitlich eng begrenzt werden.

Auch in der Behandlung der klassischen Manie stellt Valproat eine wichtige Alternative zur Lithiumbehandlung dar (Tab. **4**). Genau genommen kann es sogar als gleichwertig für diese Indikation angesehen werden. Die Metaanalyse der kontrollierten Studien zu Lithium, Carbamazepin und Valproat erbringt nämlich keinen Vorteil von Lithium gegenüber den Antiepileptika (Emilien et al. 1996). Im direkten Vergleich zeigte sowohl die Studie von Freeman et al. (1992), als auch die von Bowden et al. (1994) eine gleichwertige Wirksamkeit von Valproat- und Lithiumbehandlung. Die schon erwähnte Subgruppenanalyse

(Swann et al. 1997) ergab dabei, dass Valproat bei Mischzuständen tendenziell besser als Lithium wirkt, was umgekehrt eine leicht schlechtere Wirksamkeit bei der klassischen Manie impliziert. Auch bei der euphorischen Manie war dabei jedoch Valproat gegenüber Plazebo statistisch signifikant klar überlegen. Diese Wirksamkeit wird auch durch eine große, doppelblind-kontrollierte Studie aus verschiedenen europäischen Ländern belegt (Müller-Oerlinghausen et al. 1999).

Nachteil einer Valproat-Therapie im Vergleich zu Lithium kann die unzureichende Erfahrung bezüglich der phasenprophylaktischen Wirksamkeit bei Bipolar-I-Störungen sein. Generelle Empfehlung ist es, die Gabe des in der Akuttherapie erfolgreichen Stimmungsstabilisierers in der Erhaltungstherapie und Rezidivprophylaxe fortzuführen. Bei Patienten mit Erstmanifestationen bzw. seltenen Episoden, bei denen eine Rezidivprophylaxe gegenwärtig nicht indiziert ist, stellt sich diese Frage jedoch nicht. Ebenso wenig stellt sie sich bei Patienten mit einer euphorischen Manie im Rahmen eines „rapid cycling", da hier auch für die Prophylaxe Valproat als Mittel der Wahl anzusehen ist (Calabrese et al. 1993 a).

Eindeutiger Vorteil von Valproat gegenüber einer Lithiumtherapie ist der deutlich schnellere Wirkungseintritt. Eine retrospektive amerikanische Studie (Frye et al. 1996) zeigte, dass die Dauer des Krankenhausaufenthaltes bei mit Valproat behandelten Patienten fast halb so lang war wie bei mit Lithium oder Carbamazepin behandelten Patienten ($10,2 \pm 2,0$ SD Tage versus $17,6 \pm 1,0$ Tage für Lithium und $18,1 \pm 3,0$ Tage für Carbamazepin). Für den Patienten bedeutet dies natürlich eine deutliche Erleichterung, für das Gesundheitswesen eine enorme Einsparung von Kosten (Keck et al. 1996).

Bipolare Depression

Von der Behandlung einer bipolaren Depression mit Valproat allein kann man sich wenig versprechen, da der antidepressive Effekt von Valproat per se als eher gering einzustufen ist (Lambert 1984). Unter den Stimmungsstabilisierern scheint diesbezüglich Lithium (Adli et al. 1998), aber auch das Antiepileptikum Lamotrigin (Calabrese et al. 1999) dem Valproat überlegen.

Etwas günstiger schneidet Valproat bei der Behandlung der Depression im Rahmen von „Rapid-cycling"-Verläufen ab (Calabrese et al. 1993a). Hier kann es bei leichtgradigen Depressionen aufgrund seiner zusätzlich vorhandenen prophylaktischen Eigenschaften sicher als Mittel der Wahl gelten.

Valproat kommt daher bei bipolaren Depressionen in Frage, da lege artis primär auf eine Kombinationstherapie, das heißt auf die zusätzliche Gabe von Antidepressiva und, bei wahnhafter Depression, von Neuroleptika zu einem Stimmungsstabilisierer gebaut werden sollte. Ist zum Beispiel in der Behandlung der psychotischen Depression ein klassisches Neuroleptikum notwendig, so kann es in der Kombination mit Lithium leichter zu einem Auftreten teils irreversibler neurotoxischer Nebenwirkungen kommen (Normann et al. 1998). Weiterhin kann bei der Zugabe eines Serotonin-Wiederaufnahmehemmers zu Lithium selten ein serotonerges Syndrom auftreten. Bezüglich Carbamazepin besitzt Valproat den Vorteil, dass es nicht die Serumspiegel anderer Antidepressiva oder einer neuroleptischen Begleitmedikation beeinflusst (Nemeroff et al. 1996). Die Indikation zur Valproatgabe bei der bipolaren Depression beruht somit weniger auf einer Potenzierung eines antidepressiven oder antipsychotischen Effektes als vielmehr auf der Vorbeugung eines Umschlagens in eine Manie, dem sogenannten Switch.

Phasenprophylaxe

Mehrere offene Studien weisen auf einen phasenprophylaktischen Effekt von Valproat bei bipolaren Störungen hin. Aufgrund deutlicher Mängel in der Studienkonzeption konnte dies jedoch durch die bisher einzige große Doppelblindstudie zur phasenprophylaktischen Wirksamkeit von Valproat nicht bestätigt werden (Bowden et al. 1997). Es zeigte sich kein signifikanter Unterschied zu Plazebo. Da aber auch der Goldstandard Lithium in dieser Studie sich gegenüber Plazebo als nicht überlegen erwies, kann hier mit Recht von methodologischen Mängeln, aber nicht vom Beweis mangelnder Wirksamkeit ausgegangen werden.

Daher sollte aufgrund der recht guten offenen Studienergebnisse Valproat in der Phasenprophylaxe, neben der Indikation „rapid cycling", zumindest bei den Krankheitsverläufen, die auf Lithium nicht angesprochen haben, erwogen werden. Insbesondere dann kommt Valproat in Frage, wenn durch antidepressive oder neuroleptische Begleittherapie eine Phasenprophylaxe mit Carbamazepin schwerer steuerbar wird.

Wie dosiere ich?

Darreichungsformen von Valproat

Gegenüber anderen Stimmungsstabilisierern bietet Valproat den großen Vorteil, dass es in einer Vielzahl von pharmakologischen Präparationen erhältlich ist. Somit kann adäquat auf die Erfordernisse der Akuttherapie als auch der Erhaltungstherapie reagiert werden. Eine schnellere Resorption kann zum Beispiel durch die Gabe von Tropfen oder Saft, aber auch durch eine Infusion erreicht werden. Für die intermittierende Behandlung zum Aufbau eines Wirkspiegels gibt es verschiedene Tablettenformen, für die Langzeittherapie stehen dann spezielle Retard-Formulierungen zur Verfügung.

Tropfen- und Saftform

Die am weitesten verbreiteten Aufbereitungen von Valproat als Lösung sind Ergenyl® und Convulex®. Bei beiden entspricht 1 ml Lösung 300 mg Valproat. In Saftform ist Orfiril® erhältlich, wobei 5 ml des Saftes 300 mg Substanz entsprechen. Tropfen und Saft stellen eine gute Alternative für eine rasche Loading-Therapie zu Behandlungsbeginn dar. Gerade bei der oft mangelnden Krankheitseinsicht eines manischen Patienten kann man bei dieser Darreichungsform im Vergleich zu Tabletten mit größerer Sicherheit davon ausgehen, dass sie auch wirklich geschluckt wurden. Für die rasche Aufdosierung von Valproat wird als Richtlinie 20 mg pro Kilogramm Körpergewicht als Tagesdosis empfohlen (Keck et al. 1993). Die Tagesdosis beträgt somit im Regelfall zwischen 1200 und 1800 mg, der in der Manie-Behandlung als suffizient angesehene Serumspiegel zwischen 50 und 120 mg/l (Bowden et al. 1996, VanValkenburg et al. 1990) wird so meist bereits am 2. Tag der Therapie erreicht (Keck et al. 1993).

Bei der raschen Aufdosierung ist zu beachten, dass bei älteren Patienten aufgrund der verminderten Clearance und Plasmaproteinbindung die Fraktion an ungebundenem Valproat auf etwa 67 % erhöht ist und damit auch die Häufigkeit von Nebenwirkungen, insbesondere Sedierung, verstärkt sein kann.

Tabletten

Verschiedenste Anbieter in Deutschland haben Valproat als magensaftlösliche Filmtablette auf dem Markt. Plasma-Spitzenkonzentrationen werden bei Einnahme dieser Tabletten nach 1 – 3 Stunden erzielt. Dies bedingt, dass im Regelfall eine drei- bis viermal tägliche Einnahme zur Aufrechterhaltung eines therapeutischen Plasmaspiegels notwendig ist. Dem schnellen Wirkeintritt steht dies als Nachteil gegenüber, insbesondere wenn sich die Bereitschaft zur Medikamenteneinnahme bei einem manischen Patienten zum Problem gestaltet.

Ein weiterer Nachteil ist außerdem die oft geringere gastrointestinale Verträglichkeit im Vergleich zu dünndarmlöslich verkapselten Präparaten. Diese sich erst im Dünndarm auflösenden magensaftresistenten Präparate werden sowohl in Kapsel- als auch in Tablettenform von den verschiedenen Herstellern in unterschiedlichen Dosisabstufungen angeboten. Plasma-Spitzenkonzentrationen werden bei ihnen in der Regel nach etwa 3 – 5 Stunden erreicht. Auch hier ist daher noch die zumeist dreimal tägliche Gabe zur Aufrechterhaltung eines konstanten Serumspiegels erforderlich.

Retard-Formulierungen

Ähnlich breit ist die Produktpalette für Retard-Formulierungen von Valproat. Hier gibt es Dragees, Kapseln oder Tabletten, sowohl in magen- als auch in dünndarmlöslicher Form. Serum-Spitzenkonzentrationen nach einmaliger Gabe werden hier nach 5 – 10 Stunden erreicht, weswegen im Regelfall die zweimal tägliche Einnahme erforderlich ist. Retard-Formulierungen kommen verständlicherweise am ehesten in der Erhaltungstherapie und langfristigen Prophylaxe zum Tragen, nachdem eine entsprechende Dosisfindung mit nicht retardierten Tabletten vorausgegangen ist.

Zu beachten ist dabei, dass eine frühzeitige Medikamentenumsetzung von Akut- zu Retardpräparat nicht im Dosisverhältnis 1 : 1 erfolgen kann, da die Serumspiegel zumeist standardisiert 12 Stunden nach letzter Einnahme gemessen werden. Zu diesem Zeitpunkt, und vor Gewebeabsättigung und dem Erreichen eines Steady-state–Fließgleichgewichtes, ist der Serumspiegel einer nicht retardierten Form wesentlich deutlicher abgesunken als bei Anwendung einer retardierten Form, weswegen bei einer Umstellung eine Dosisreduktion vorgenommen werden muss.

Injektionslösung

Valproat ist auch als Injektionslösung erhältlich, wobei 1 Ampulle 3 ml, entsprechend 300 mg Valproat-Natrium, enthält. Die Injektionslösung sollte in physiologischer Kochsalzlösung gelöst als Kurzinfusion über etwa 15 – 20 Minuten gegeben werden und wird dann im Regelfall auch gut vertragen. Durch die Verfügbarkeit als Injektionslösung besteht die Möglichkeit, Patienten mit bipolaren Erkrankungen, zum Beispiel in prä- und postoperativen Phasen, in denen eine Nahrungskarenz erforderlich ist oder Nahrung nicht aufgenommen werden kann, weiter phasenprophylaktisch zu behandeln.

Eine weitere sehr interessante Indikation der intravenösen Gabe scheint aber auch die Behandlung der akuten Manie zu sein. Insbesondere Patienten mit einem Mischzustand, die unter ihrer Krankheit selber leiden, sind oft auch zu einer Infusionsbehandlung bereit. Eine Serie eigener Kasuistiken (Grunze et al. 1999) legt nahe, dass ein antimanischer Wirkeintritt noch schneller als bei der entsprechenden oralen Verabreichung zu erfolgen scheint. Valproat wird dabei dreimal täglich als Kurzinfusion gegeben, in Abhängigkeit vom Körpergewicht in einer Tagesgesamtdosis zwischen 1200 und 2400 mg (20 mg pro Kilogramm Körpergewicht).

Dosierungsempfehlung bei verschiedenen psychiatrischen Krankheitsbildern

Behandlung der akuten Manie

Für die Behandlung der akuten Manie gilt als vorläufige Richtlinie eine Dosierung von 20 mg pro Kilogramm Körpergewicht pro Tag. Bei dieser Dosierung wurde in einer Studie von Keck (Keck et al. 1993) am 2. Tag der Behandlung bei allen 15 Patienten eine Serumkonzentration von Valproat > 50 mg/l erreicht. Der mittlere Serumspiegel ± Standardabweichung betrug dabei 89 ± 19 mg/l. Die Nebenwirkungen hierunter waren, wie auch in anderen Studien, mit diesem Dosierungsschema nur geringfügig und äußerten sich in erster Linie in einer vermehrten Sedierung, was in der Maniebehandlung ein durchaus erwünschter Effekt sein kann. In einer eigenen Studie, in der Valproat i.v. in gleicher Dosis gegeben wurde (Grunze et al. 1999), konnte der sedierende Effekt dahingehend genutzt werden, eine drastische Einsparung der Benzodiazepin-Begleitmedikation bei einigen Patienten vorzunehmen. Auch langsamere, vom Körpergewicht unabhängige Aufdosierungsschemata fanden Verwendung, so etwa in den Studien von Pope und Bowden (Pope et al. 1991, Bowden et al. 1994). In der Studie von Pope wurde zum Beispiel als initiale Festdosis 750 mg Valproat pro Tag verabreicht. Unter dieser Aufdosierung wurden am Tag 7 bei 16 von 17 Patienten suffiziente Plasmaspiegel erreicht. Neun der 17 Patienten zeigten eine deutliche Besserung; diese stellte sich dabei innerhalb von 1 – 4 Tagen nach Erreichen von Plasmakonzentrationen von mindestens 50 mg/l ein.

Das Verhältnis von Serum-Valproatspiegel zu antimanischer Wirksamkeit wurde ebenfalls in der bereits zitierten Multicenterstudie (Bowden et al. 1994) in einer nachfolgenden Subanalyse (Bowden et al. 1996) untersucht. Patienten wurden dabei in eine Gruppe mit Serum-Valproatspiegeln > 45 mg/l und eine Gruppe mit Spiegeln unterhalb von 45 mg/l unterteilt. In den angewandten Skalen zur Erfassung manischer und psychotischer Symptome wiesen dabei am 5. Behandlungstag die Patienten mit Serumspiegeln jenseits der 45 mg/l, je nach Bewertungsmaßstab, zwischen zwei- und siebenmal wahrscheinlicher eine mindestens 20%ige Verbesserung auf als in der Gruppe unterhalb dieses „cut-off-points". Umgekehrt korrelierten Serumspiegel oberhalb von 125 mg/l mit gehäuft auftretenden Nebenwirkungen, insbesondere Schwindel, Erbrechen und starker Sedierung.

Zusammenfassend kann daher gegenwärtig ein Serumspiegelbereich zwischen 50 und 120 mg/l als gute Richtlinie für die antimanische Therapie gelten.

Erhaltungstherapie und Prophylaxe

Im Unterschied zur antimanischen Akuttherapie stehen die Empfehlungen bezüglich der Erhaltungstherapie und des Prophylaxe-Serumspiegels bei Valproat noch auf wackeligen Beinen. Wesentlicher Hauptgrund ist, dass zum einen die prophylaktische Wirksamkeit von Valproat unter doppelblind-kontrollierten Bedingungen noch nicht abschließend gesichert ist und zum zweiten, dass in den vorhandenen offenen Studien regelmäßige Spiegelkontrollen und eine Korrelation der Spiegel mit der Wirkung selten stattgefunden hat. Allerdings scheint sich nach den Ergebnissen prospektiver Studien Valproat in der Prophylaxe von Lithium-refraktären Krankheitsverläufen und bei „rapid cycling"-Patienten gut zu bewähren (Denicoff et al. 1997, Calabrese et al. 1993a). Gegenwärtig sollte man sich daher an den Behandlungsempfehlungen der akuten Therapie orientieren, höhere Serumspiegelbereiche jenseits der 80 mg/l aber nur bei therapierefraktären Patienten ansteuern.

Bipolare Depression

Zur Akutbehandlung der bipolaren Depression scheint sich Valproat, wenn überhaupt, allenfalls bei „Rapid-cycling"-Patienten zu eignen. Calabrese u. Mitarb. (1993a) konnten einen akuten antidepressiven Effekt in 45% und einen prophylaktischen antidepressiven Effekt in 72% ihrer Patienten mit „rapid cycling" für Valproat feststellen. Die Plasmaspiegel der Patienten mit einem akuten antidepressiven Effekt bewegten sich dabei in der gleichen Größenordnung wie in der Maniebehandlung, nämlich zwischen 50 und 120 mg/l.

Andere psychiatrische Indikationen

Aufgrund der bisher nur geringen Anzahl von Studien zum Nutzen von Valproat bei *Angst- und Panikerkrankungen* können gesicherte Spiegelempfehlungen noch nicht abgegeben werden. Anzunehmen ist aber, dass ähnlich wie bei bipolaren Störungen oder bei epileptischen Erkrankungen, Serumspiegel jenseits der 50 mg/l anzustreben sind. Allerdings sollte die Aufdosierung langsamer erfolgen, da die sonst möglicherweise auftretenden Nebenwirkungen, wie Schwindel und Übelkeit, natürlich verstärkend auf die Angstsymptomatik wirken und möglicherweise deswegen zum Therapieabbruch führen können.

Während Carbamazepin bereits weite Verwendung in der supportiven Behandlung bei *Alkoholentzugssyndromen* findet, ist Valproat bezüglich dieser Indikation bisher nur wenig untersucht (s. Kap. 2). Um neben einem vegetativ-stabilisierenden Effekt auch einen wirkungsvollen Schutz vor Entzugsanfällen zu erreichen, muss in jedem Fall auch die zur antiepileptischen Therapie empfohlene Serumspiegel-Richtlinie von 50–120 mg/l angestrebt werden. Da sich Entzugssymptome, einschließlich der Gefahr eines Entzugskrampfes, nach Absetzen des Alkohols relativ rasch manifestieren, können diese Serumspiegel nur durch eine Loading-Therapie, ähnlich wie bei der Manie, rechtzeitig erreicht werden.

Was muss ich beachten?

Nebenwirkungen der Akuttherapie

Gastrointestinale Nebenwirkungen

Im Unterschied zu anderen Antiepileptika, die überwiegend neurologische Nebenwirkungen zeigen, werden bei Valproat vor allen Dingen gastrointestinale Nebenwirkungen wie Übelkeit, Magenschmerzen und Appetitlosigkeit beobachtet. In frühen Studien berichteten 6–45 % der Patienten über diese Nebenwirkungen. Seit der Einführung dünndarmlöslicher Formulierungen ist diese Zahl deutlich, nämlich etwa auf 3–6 % gesunken.

Hepatotoxische Nebenwirkungen

Vorübergehende Erhöhung der Leberenzyme zeigen sich bei etwa 11 % der mit Valproat behandelten Patienten. Das letale idiosynkratische Leberversagen, welches eine seltene Komplikation einer Antiepileptikatherapie sein kann, ist nicht dosisabhängig. Die retrospektive Analyse von Krankenakten zeigte, dass es zwischen 1978 und 1984 bei einem von 10 778 Patienten in den USA auftrat (Dreifuss et al. 1987). Diese Inzidenz sank dann in den Jahren 1985 und 1986 auf 1 pro 49 481 Patienten (Dreifuss et al. 1989), nachdem potentielle Risikofaktoren identifiziert und beachtet wurden. Hierzu zählen Alter unter 2 Jahren, Kombinationstherapie mit mehreren Antiepileptika, Familienanamnese schwerer Lebererkrankungen, genetisch bedingter Carnitinmangel oder Störungen des Harnstoffmetabolismus. Valproat kann verschiedene Enzyme des Harnstoffzyklus hemmen, sodass der Ammoniakspiegel im Blut ansteigt, insbesondere bei Vorliegen eines gleichzeitigen X-chromosomal vererbten Mangels an Ornithin-Transcarbamylase (Göbel et al. 1999).

Akute Pankreatitis

Eine akute hämorrhagische Pankreatitis unter Valproat-Therapie wurde in Einzelfällen beobachtet. Sie tritt am ehesten in den ersten 3 Monaten der Therapie auf. Risikofaktoren sind dabei junges Alter (unter 20 Jahren) und Polypharmazie (Asconape et al. 1993). Oft ist sie zudem mit einer Enzephalopathie kombiniert.

ZNS-Nebenwirkungen

Als neurologische Nebenwirkungen bei der Epilepsiebehandlung treten bei etwa 1,4 % der Patienten mit Valproat-Monotherapie, aber bei 14,4 % der Patienten mit Kombinationstherapie, Benommenheit und Ataxie auf (Schmidt 1984). Eine deutlich sedierende Wirkung kann sich insbesondere während einer schnellen Aufdosierung bemerkbar machen, kann aber, wie etwa in der Maniebehandlung, manchmal durchaus erwünscht sein. Bei etwa 1 – 5 % der Patienten entwickelt sich zudem unter Valproat-Therapie ein feinschlägiger Tremor (Davis et al. 1994). Neben der Gabe eines β-Rezeptorenblockers, zum Beispiel Propranolol (Nemire et al. 1996), kann dieser gegebenenfalls auch mit Azetazolamid behandelt werden (Lancman et al. 1994). Einzelfälle einer reversiblen Hirnathropie unter Valproattherapie wurden bei Epilepsiepatienten beschrieben (Armon et al. 1996). Ob dies auch bei Nicht-Epilepsie-Patienten auftreten kann, ist bisher ungeklärt.

Valproat-Koma

Ein genetischer Mangel an Carnitin oder Ornithin-Transcarbamylase, sowie die Kombinationstherapie mit mehreren Antiepileptika, vor allen Dingen mit Phenobarbital, sind ebenfalls Risikofaktoren für eine Valproat-induzierte Enzephalopathie. Diese kann auch ohne gleichzeitiges Leberversagen auftreten (Triggs et al. 1997). Kürzlich wurden Valproat-Enzephalopathien auch unter der kombinierten Gabe mit atypischen Neuroleptika beobachtet (Rottach et al. 2000). Symptome sind eine deutliche psychomotorische Verlangsamung, kognitive Funktionseinbußen und eine Bewusstseinstrübung bis hin zum Koma. Meist entwickeln sich die Symptome innerhalb von 3 – 4 Tagen und sind bei raschem Absetzen von Valproat rückläufig. In den meisten beobachteten Fällen lagen dabei die Valproat-Serumspiegel nicht im toxischen Bereich. Neben dem Absetzen des Valproats wird als Therapie die Gabe von L-Carnitin oder Citrullin diskutiert, was biochemisch sinnvoll, klinisch aber noch wenig erprobt ist (Göbel et al. 1999).

Dermatologische (allergische) Nebenwirkungen

Hautrötung und Hirsutismus finden sich bei weniger als 1 % der mit Valproat behandelten Patienten. Somit scheinen die allergischen Nebenwirkungen von Valproat, was die Haut angeht, geringer zu sein als etwa bei Carbamazepin. Allerdings gibt es auch Einzelfallberichte über ein Valproat-induziertes Steven-Johnson-Syndrom, eine lebensgefährliche, schwerste allergische Reaktion. Bis 1995 wurde über 10 Fälle eines Valproat-induzierten Steven-Johnson-Syndroms berichtet (Roujeau et al. 1995)

Hämatopoetische Nebenwirkungen

Vorübergehende Thrombozytopenien wurden in 2,9 % von 583 Valproat-behandelten psychiatrischen Patienten gesehen (Calabrese et al. 1995). Die Thrombozytopenien sind im Regelfall gutartig und nach Absetzen der Substanz voll reversibel. Insbesondere bei kardiovaskulär erkrankten Patienten sollte allerdings an eine erhöhte Blutungsneigung bei einer Kombination mit Thrombozyten-Aggregationshemmern, zum Beispiel Acetylsalicylsäure, gedacht werden. Aufgrund der Verdrängung von Valproat aus der Plasmaproteinbindung durch Acetylsalicylsäure können außerdem auch verstärkt andere, valproattypische Nebenwirkungen auftreten (Goulden et al. 1987).

Valproat-Intoxikation

Bei alleiniger Einnahme von Valproat sind Intoxikationen selten fatal. In der Literatur sind Fälle von Patienten mit Intoxikationen bei Serumspiegeln von bis zu 2120 mg/l berichtet, die durch Hämodialyse erfolgreich gerettet werden konnten (Mortensen et al. 1983). Prominentes klinisches Zeichen einer Valproat-Intoxikation ist eine Bewusstseinstrübung (Dupuis et al. 1990). Neben Maßnahmen zur forcierten Diurese und Gabe von Aktivkohle kann mittels Hämoperfusion der Valproatspiegel schnell und erfolgreich gesenkt werden (Tank und Palmer 1993). Symptomatisch kann bei Bewusstseinstrübung zusätzlich Naloxon verabreicht werden (Alberto et al. 1989).

Nebenwirkungen der längerfristigen Therapie

Gewichtszunahme

Eine retrospektive Studie (Corman et al. 1997) verglich die Gewichtszunahme unter Valproat mit derjenigen unter Carbamazepin. Dabei ergab sich, dass in der Valproatgruppe 71 % der Patienten mindestens 5 % ihres Ausgangsgewichtes zunahmen, fast alle mehr als 4 kg. Dies traf nur für 43 % der Carbamazepingruppe zu. Dabei nahmen Patienten, die zuvor keine Gewichtsprobleme hatten, am deutlichsten zu. Die Mehrzahl der Patienten stufte die Gewichtszunahme als deutliches psychosoziales Problem ein, und in der Tat handelt es sich hierbei wohl auch um die Nebenwirkung, die am häufigsten zum Absetzen einer Valproat-Medikation durch den Patienten führt. Die Beobachtungsdauer lag in dieser Studie zwischen 3 und 189 Monaten mit einem Median von 27 Monaten. Auch in der Akuttherapie kann es, wenn auch mit 6,9 % durchaus seltener (Calabrese et al. 1995/96), zu einer Gewichtszunahme kommen. Der Patient sollte daher vor einer Langzeittherapie mit Valproat über diese Nebenwirkungen aufgeklärt werden, so dass er gegebenenfalls durch diätetische Maßnahmen rechtzeitig einen Ausgleich schaffen kann.

Haarausfall

Eine ebenfalls subjektiv sehr belastende Nebenwirkung ist der Haarausfall bzw. eine Veränderung von Haarfarbe und Struktur. In der Langzeittherapie berichten darüber etwa 11 % der Patienten. Dies ist eine typische Nebenwirkung der ersten 6 Therapiemonate, welche normalerweise auch ohne Dosisreduktion voll reversibel ist (Davis et al. 1994).

Oft wachsen dabei jedoch die Haare lockiger als zuvor nach, was die Patienten entsprechend irritieren kann. Insbesondere bei Frauen liegt hier auch eine der Hauptursachen einer Non-Compliance in der Langzeittherapie, in jedem Fall sollte daher der Patient über die Reversibilität dieser Nebenwirkungen aufgeklärt werden. Aufgrund des beschriebenen initialen Zinkmangels unter Valproat-Therapie (Altunbasak et al. 1997) kann eine probatorische Behandlung mit Zink zur Verminderung der Haarausfalls versucht werden.

Untersuchungen vor und Therapiekontrolle während der Valproat-Therapie

Aus dem zuvor Gesagten ergibt sich, dass schwere Nebenwirkungen bei Valproat zwar selten sind, im Interesse der Sicherheit des Patienten jedoch eine systematische Kontrolle durch regelmäßige neurologische Untersuchungen, gegebenenfalls EEG, sowie Laborkontrollen erfolgen sollte. Vor Therapiebeginn sollten ein aktuelles Blutbild einschließlich Thrombozytenzahl, die Bestimmung der Lebertransaminasen GOT und GPT sowie der Gerinnungsparameter Quick-Wert, PTT und Fibrinogen vorliegen. Sofern möglich, sollte auch ein EEG abgeleitet werden, was natürlich bei der akuten Manie schwer sein kann. Dies kann zur Absicherung dienen, ob eventuell später beobachtete EEG-Veränderungen initial schon vorhanden waren oder durch die Substanz induziert sind. Wird Valproat primär in der Phasenprophylaxe eingesetzt bzw. nach antimanischer Akuttherapie als Phasenprophylaxe fortgesetzt, sollte zudem ein ausführliches Gespräch mit dem Patienten erfolgen, welches auf die möglichen Nebenwirkungen und ihre Frühsymptome hinweist. Nach Therapiebeginn sollte nach 4 Wochen eine Wiederholung der genannten Laboruntersuchungen erfolgen. Weitere engmaschige Laborkontrollen sind nur bei pathologischen Laborwerten oder dem Auftreten klinischer Symptome einer potenziellen Valproat-Nebenwirkung indiziert (König et al. 1998).

Abbruchkriterien einer Valproat-Therapie können sein:
➤ klinische Symptome einer Leber- oder Pankreasinfektion oder einer Blutungsneigung,
➤ deutliche Erhöhung der Transaminasen auf das Zwei- bis Dreifache des obersten Normwertes oder leichte Erhöhung der Leberenzyme auf das 1,5- bis Zweifache des obersten Normwertes bei gleichzeitiger akuter fieberhafter Infektion,
➤ ausgeprägte Störungen des Gerinnungsstatus.

Die jeweiligen Laborkontrollen schließen gleichzeitig eine zumindest orientierende neurologische Untersuchung ein. Bestehen dabei geringste Hinweise auf eine Enzephalopathie, so ist unverzüglich ein Kontroll-EEG durchzuführen.

Literatur

Adli, M., T. Bschor, B. Canata et al.: Lithium in der Behandlung der akuten Depression. Fortschr. Neurol. Psychiatr. 66 (1998) 435 – 441

Alberto, G., T. Erickson, R. Popiel et al.: Central nervous system manifestations of a valproic acid overdose responsive to naloxone. Ann. Emerg. Med. 18 (1989) 889 – 891

Altunbasak, S., F. Biatmakoui, V. Baytok et al.: Serum and hair zinc levels in epileptic children taking valproic acid. Biol. Trace. Elem. Res. 58 (1997) 117 – 125

Angst, J.: Epidemiologie du spectre bipolaire. Encephale. 21 Spec. No. 6 (1995) 37 – 42

Armon, C., C. Shin, P. Miller et al.: Reversible parkinsonism and cognitive impairment with chronic valproate use. Neurology 47 (1996) 626 – 635

Asconape, J. J., J. K. Penry, F. E. Dreifuss et al.: Valproate-associated pancreatitis. Epilepsia 34 (1993) 177 – 183

Benkert, O., H. Hippius: Psychiatrische Pharmakotherapie. 6. Auflage. Springer, Berlin 1996

Bourgeois, M. L., E. G. Hantouche, H. S. Akiskal: The Epiman and Epidep french studies of bipolarity. J. Bipolar Disorder 1 (1997) 13 – 19

Bowden, C. L., A. M. Brugger, A. C. Swann et al.: Efficacy of divalproex vs lithium and placebo in the treatment of mania. The Depakote Mania Study Group. JAMA 271 (1994) 918 – 924

Bowden, C. L., P. G. Janicak, P. Orsulak et al.: Relation of serum valproate concentration to response in mania. Am. J. Psychiatry 153 (1996) 765 – 770

Bowden, C. L., A. C. Swann, J. R. Calabrese et al.: Maintenance clinical trials in bipolar disorder: design implications of the divalproex-lithium-placebo study. Psychopharmacol. Bull. 33 (1997) 693 – 699

Brady, K. T., S. C. Sonne, R. Anton, J. C. Ballenger: Valproate in the treatment of acute bipolar affective episodes complicated by substance abuse: a pilot study. J. Clin. Psychiatry 56 (1995) 118 – 121

Brüne, M.: The incidence of akathisia in bipolar affective disorder treated with neuroleptics – a preliminary report. J. Affect. Disord. 53 (1999) 175 – 177

Calabrese, J. R., C. L. Bowden, G. Sachs et al.: A double-blind placebo-controlled study of lamotrigine monotherapy in outpatients with Bipolar I depression. J. Clin. Psychiatry 60 (1999) 79 – 88

Calabrese, J. R., J. W. Goethe, A. Kayser et al.: Adverse events in 583 valproate-treated patients. Depression 3 (1995) 257 – 262

Calabrese, J. R., D. J. Rapport, S. E. Kimmel et al.: Rapid cycling bipolar disorder and its treatment with valproate. Can. J. Psychiatry 38 (1993a) S57 – S61

Calabrese, J. R., M. J. Woyshville, S. E. Kimmel, D. J. Rapport: Predictors of valproate response in bipolar rapid cycling. J. Clin. Psychiatry 13 (1993 b) 280 – 283

Cassidy, F., E. Murry, K. Forest, B. J. Carroll: Signs and symptoms of mania in pure and mixed episodes. J. Affect. Disord. 50 (1998) 187 – 201

Corman, C. L., N. M. Leung, A. H. Guberman: Weight gain in epileptic patients during treatment with valproic acid: a retrospective study. Can. J. Neurol. Sci. 24 (1997) 240 – 244

Davis, R., D. H. Peters, D. McTavish: Valproic acid. A reappraisal of its pharmacological properties and clinical efficacy in epilepsy. Drugs 47 (1994) 332 – 372

Denicoff, K. D., J. E. Smith, A. L. Bryan et al.: Valproate prophylaxis in a prospective clinical trial of refractory bipolar disorder. Am. J. Psychiatry 154 (1997) 1456 – 1458

Dreifuss, F. E., D. H. Langer, K. A. Moline, J. E. Maxwell: Valproic acid hepatic fatalities. II. US experience since 1984. Neurology 39 (1989) 201 – 207

Dreifuss, F. E., N. Santilli, D. H. Langer et al.: Valproic acid hepatic fatalities: a retrospective review. Neurology 37 (1987) 379 – 385

Dunner, D. L., R. R. Fieve: Clinical factors in lithium carbonate prophylaxis failure. Arch. Gen. Psychiatry 30 (1974) 229 – 233

Dupuis, R. E., S. N. Lichtman, G. M. Pollack: Acute valproic acid overdose. Clinical course and pharmacokinetic disposition of valproic acid and metabolites. Drug Saf. 5 (1990) 65 – 71

Emilien, G., J. M. Maloteaux, A. Seghers, G. Charles: Lithium compared to valproic acid and carbamazepine in the treatment of mania: a statistical meta-analysis. Eur. Neuropsychopharmacol. 6 (1996) 245 – 252

Freeman, T. W., J. L. Clothier, P. Pazzaglia et al.: A double-blind comparison of valproate and lithium in the treatment of acute mania. Am. J. Psychiatry 149 (1992) 108 – 111

Frye, M. A., L. L. Altshuler, M. P. Szuba et al.: The relationship between antimanic agent for treatment of classic or dysphoric mania and length of hospital stay. J. Clin. Psychiatry 57 (1996) 17 – 21

Goulden, K. J., J. M. Dooley, P. R. Camfield, A. D. Fraser: Clinical valproate toxicity induced by acetylsalicylic acid. Neurology 37 (1987) 1392 – 1394

Göbel, R., A. Görtzen, P. Bräunig: Enzephalopathien durch Valproat. Fortschr. Neurol. Psychiatr. 67 (1999) 7 – 11

Greil, W., W. Ludwig-Mayerhofer, N. Erazo et al.: Lithium vs carbamazepine in the maintenance treatment of schizoaffective disorder: a randomised study. Eur. Arch. Psychiatry Clin. Neurosci. 247 (1997) 42 – 50

Grunze, H., A. Erfurth, B. Amann et al.: Intravenous valproate loading in acutely manic and depressed bipolar I patients. J. Clin. Psychopharmacol. 19 (1999) 303 – 309

Jacobsen, F. M.: Low-dose valproate: a new treatment for cyclothymia, mild rapid cycling disorders, and premenstrual syndrome. J. Clin. Psychiatry 54 (1993) 229–234

Kane, J. M., M. Woerner, P. Weinhold et al.: Incidence of tardive dyskinesia: five-year data from a prospective study. Psychopharmacol. Bull. 20 (1984) 387–389

Keck, P. E., S. L. McElroy, J. A. Bennett: Health-economic implications of the onset of action of antimanic agents. J Clin. Psychiatry 57, Suppl. 13 (1996) 13–18

Keck, P. E., S. L. McElroy, K. C. Tugrul, J. A. Bennett: Valproate oral loading in the treatment of acute mania. J. Clin. Psychiatry 54 (1993) 305–308

König, St. A., C. E. Elger, F. Vasella et al.: Empfehlungen zu Blutuntersuchungen und klinischer Überwachung zur Früherkennung des Valproat-assoziierten Leberversagens. Nervenarzt 69 (1998) 835–840

Kukopulos, A., D. Reginaldi, P. Laddomada et al.: Course of the manic-depressive cycle and changes caused by treatment. Pharmakopsychiatr. Neuropsychopharmakol. 13 (1980) 156–167

Lambert, P. A.: Acute and prophylactic therapies of patients with affective disorders using valpromide (dipropylacetamide). In: Anticonvulsants in affective disorders, hrsg. von H. E. Emrich, T. Okuma, A. A. Müller. Elsevier Science Publishers, Amsterdam, Oxford, Princeton 1984, pp. 33–44

Lancman, M. E., J. J. Asconape, F. Walker: Acetazolamide appears effective in the management of valproate-induced tremor. Mov. Disord. 9 (1994) 369

McElroy, S. L., P. E. Keck, S. P. Stanton et al.: A randomized comparison of divalproex oral loading versus haloperidol in the initial treatment of acute psychotic mania. J. Clin. Psychiatry 57 (1996) 142–146

Mortensen, P. B., H. E. Hansen, B. Pedersen et al.: Acute valproate intoxication: biochemical investigations and hemodialysis treatment. Int. J. Clin. Pharmacol. Ther. Toxicol. 21 (1983) 64–68

Mukherjee, S., A. M. Rosen, G. Caracci, S. Shukla: Persistent tardive dyskinesia in bipolar patients. Arch. Gen. Psychiatry 43 (1986) 342–346

Müller-Oerlinghausen B., A. Retzow, F. Henn et al.: Valproate as an adjunct to neuroleptic medication in the treatment of acute episodes of mania. J. Clin. Psychopharmacol. (1999) (im Druck)

Nemeroff, C. B., C. L. DeVane, B. G. Pollock: Newer antidepressants and the cytochrome P 450 system. Am. J. Psychiatry 153 (1996) 311–320

Nemire, R. E., C. A. Toledo, R. E. Ramsay: A pharmacokinetic study to determine the drug interaction between valproate and propranolol. Pharmacotherapy 16 (1996) 1059–1062

Normann, C., C. Brandt, M. Berger, J. Walden: Delirium and persistent dyskinesia induced by a lithium-neuroleptic interaction. Pharmacopsychiatry 31 (1998) 201–204

Pope, H. G., S. L. McElroy, J. Keck, J. I. Hudson: Valproate in the treatment of acute mania. A placebo-controlled study. Arch. Gen. Psychiatry 48 (1991) 62–68

Rottach, K., S. Weiss-Brummer, U. Wieland, M. Schmauß: Valproinsäure als Phasenprophylaktikum – ein Fall von Valproat-Enzephalopathie. Nervenarzt (2000) im Druck

Roujeau, J. C., J. P. Kelly, L. Naldi et al.: Medication use and the risk of Stevens-Johnson syndrome or toxic epidermal necrolysis [see comments]. N. Engl. J. Med. 333 (1995) 1600–1607

Schmidt, D.: Adverse effects of valproate. Epilepsia 25 Suppl 1 (1984) S44–S49

Sonne, S. C., K. T. Brady, W. A. Morton: Substance abuse and bipolar affective disorder. J. Nerv. Ment. Dis. 182 (1994) 349–352

Strakowski, S. M., S. L. McElroy, J. Keck, S. A. West: The effects of antecedent substance abuse on the development of first-episode psychotic mania. J. Psychiatr. Res. 30 (1996) 59–68

Strakowski, S. M., M. Tohen, A. L. Stoll et al.: Comorbidity in mania at first hospitalization. Am. J. Psychiatry 149 (1992) 554–556

Swann, A. C., C. L. Bowden, D. Morris et al.: Depression during mania. Treatment response to lithium or divalproex. Arch. Gen. Psychiatry 54 (1997) 37–42

Tank, J. E., B. F. Palmer: Simultaneous "in series" hemodialysis and hemoperfusion in the management of valproic acid overdose. Am. J. Kidney Dis. 22 (1993) 341–344

Triggs, W. J., R. L. Gilmore, D. S. Millington et al.: Valproate-associated carnitine deficiency and malignant cerebral edema in the absence of hepatic failure. Int. J. Clin. Pharmacol. Ther. 35 (1997) 353–356

VanValkenburg, C., J. Kluznik, R. Merrill, W. Erickson: Therapeutic levels of valproate for psychosis. Psychopharmacol Bull. 26 (1990) 254–255

Walden, J., C. Normann, J. Langosch, H. Grunze: Wirksamkeitsprädiktoren für Phasenprophylaktika (Stimmungsstabilisierer) bei bipolaren affektiven Störungen. Fortschr. Neurol. Psychiatr. 67 (1999) 75–80

Winokur, G., C. Turvey, H. Akiskal et al.: Alcoholism and drug abuse in three groups – bipolar I, unipolars and their acquaintances. J. Affect. Disord. 50 (1998) 81–89

Spezielle Behandlungsprobleme

Valproat-Therapie bei verschiedenen Altersgruppen

Der Alterspatient

Aufgrund verschiedener offener Studien, auch in Problemgruppen wie „Rapid-cycling"-Patienten, wird Valproat gerne bei älteren Patienten mit bipolaren Störungen eingesetzt (McFarland et al. 1990, Schneider und Wilcox 1998). Allerdings erscheint es dem Lithium in der Wirksamkeit nur dann ebenbürtig, wenn Blutspiegel > 65 mg/l erreicht werden (Chen et al. 1999). Die Behandlung mit Lithium gestaltet sich im Alter jedoch oft zunehmend schwierig, da die Nierenfunktion eingeschränkt und das Trinkbedürfnis verringert sein kann, was zu einer Akkumulation von Lithium und entsprechenden neurotoxischen Schäden führen kann. Gegen eine primäre Behandlung mit Carbamazepin sprechen die vielfältigen Interaktionen mit anderen Medikamenten, insbesondere auch Internistika, die im Alter vielfach unumgänglich sind.

Diese Probleme bestehen bei einer Valproat-Therapie nicht. Allerdings ist zu beachten, dass, wie bereits erwähnt, aufgrund der geringeren renalen Elimination sowie der verminderten Plasmaproteinbindung Valproat zu etwa 67 % als freie Valproinsäure vorliegt. Ein Resultat hieraus können stärkere Nebenwirkungen, insbesondere Benommenheit und Schwindel sein. Deswegen ist im Alter oft eine Dosisanpassung notwendig, die die Nebenwirkungen limitiert.

Neben seiner Wirksamkeit bei bipolaren Erkrankungen hat Valproat noch einen weiteren Vorteil bei der Behandlung des Alterspatienten. Bis zu 64 % der pflegebedürftigen älteren Patienten leiden unter starken Unruhezuständen (Zimmer et al. 1984). Häufig ist bei dementen Patienten aufgrund situativer Verkennungen auch ein verbal und physisch aggressives Verhalten. Medikamentös wird dies traditionell sowohl mit Benzodiazepinen, als auch mit Neuroleptika angegangen. Diese beiden Vorgehensweisen bringen jedoch das Risiko einer überstarken Sedierung mit Sturzgefahr und verminderter Mobilisierbarkeit bis hin zur Thrombosegefahr mit sich. Neuroleptika können zudem ein eventuelles Parkinson-Syndrom entsprechend verstärken.

Zudem kann als typische Neuroleptika-Nebenwirkung eine Akathisie auftreten, die dann als verstärkte Unruhe aufgrund der Grunderkrankung fehlinterpretiert werden kann, mit der Folge einer weiteren konsekutiven Dosissteigerung des Neuroleptikums.

Aufgrund günstiger Vorerfahrungen bei der Behandlung dieser Unruhezustände mit Carbamazepin wurden in jüngerer Zeit einige Studien zum Effekt von Valproat bei Unruhezuständen geriatrischer Patienten durchgeführt. Auch wenn es sich dabei bisher nur um offene Studien und Fallberichte handelt (Grossman 1998) zeigten diese jedoch so überzeugende Ergebnisse, dass ein Therapieversuch mit Valproat gerechtfertigt erscheint. Während für die Behandlung bipolarer Alterspatienten eher höhere Plasmaspiegel anzustreben sind, waren die in diesen Demenz-Studien gemessenen Plasmaspiegel im Regelfall niedriger als 50 mg/l. Anscheinend kann man zur Behandlung des Zielsymptoms „Unruhe und Agitation" auch mit geringeren Mengen Valproat auskommen.

Kinder und Jugendliche

Das andere altersmäßige Extrem stellt die Valproat-Therapie bei Kindern und Jugendlichen dar. Bipolare Erkrankungen manifestieren sich bereits in der Adoleszenz, wenn auch zumeist nicht mit dem in der Erwachsenenpsychiatrie typischen Verlauf und Symptomkomplexen (McElroy et al. 1997, Steele und Fisman 1997). Oft werden die Verhaltensauffälligkeiten auch als ADHD (attention-deficit hyperactivity disorder) verkannt (West et al. 1995). Da eine Nichtbehandlung von Krankheitsepisoden den Gesamtverlauf der Erkrankung im Regelfall verschlechtert (Walden und Grunze 1998), sollte eine Behandlung bipolarer Erkrankungen auch bei Kindern und Jugendlichen frühzeitig einsetzen. Valproat ist dabei in der amerikanischen Kinder- und Jugendpsychiatrie Mittel der Wahl. In den offenen Studien zeigte es eine dem Erwachsenenalter vergleichbar gute Wirkung (West et al. 1994, Papatheodorou et al. 1995). Dabei befanden sich in diesen Studien Jugendliche, die zuvor auf Lithium nicht angesprochen hatten, insofern also eine Negativauswahl, bei der ein solch gutes Studienergebnis kaum zu erwarten gewesen wäre.

Zur Vermeidung von Nebenwirkungen wird generell empfohlen, bei Kindern und Jugendlichen ein langsames Aufdosierungsschema, nämlich nur 10 mg pro Kilogramm Körpergewicht und Tag zu wählen. Bezüglich der endgültigen Dosierung ist zu bedenken, dass bei Kindern unter 10 Jahren die Clearance von Valproat etwa 50 % höher als bei Erwachsenen liegt, sodass oft ähnliche Tagesdosen wie in der Erwachsenenpsychiatrie verabreicht werden müssen.

Valproat-Therapie bei körperlichen Begleiterkrankungen

Nicht nur bei Suchterkrankungen, sondern auch bei körperlicher Komorbidität mit bipolarer Störung ist Valproat oft Mittel der Wahl, so bei ZNS-Verletzungen, Nierenerkrankungen und Herzrhythmusstörungen.

Erkrankungen, die mit einer eingeschränkten Leberfunktion einhergehen, können die Anwendung von Valproat komplizieren. Aufgrund des verminderten Abbaues kann es hier leicht zu einer Akkumulation bis hin zu Intoxikationserscheinungen kommen. Verstärkt wird dieses Problem, wenn gleichzeitig andere primär über die Leber metabolisierte Medikamente, insbesondere Antiepileptika, gegeben werden. Deswegen sollte bei vorbekannten Lebererkrankungen eine noch engmaschigere Kontrolle der Laborwerte erfolgen.

Bei gleichzeitigen Erkrankungen des hämatopoetischen Systems, insbesondere bei Thrombozytopathien, ist aufgrund der möglicherweise erhöhten Blutungsneigung von einer Valproat-Therapie abzuraten.

Valproat und Kinderwunsch

Im Unterschied zu anderen Antiepileptika interagiert Valproat nicht mit Antikonzeptiva (Crawford et al. 1986), das heißt bei zuverlässiger Empfängnisverhütung sollte die unerwünschte Schwangerschaft eher die Ausnahme darstellen.

Besteht Kinderwunsch, so ist sicher neben den spezifischen Fragen der Pharmakotherapie in der Schwangerschaft auch mit der Patientin und dem Partner zu überlegen, inwieweit sich ihre bipolare Erkrankung zum Beispiel auf die Kinderbetreuung auswirken kann. Eine zumindest zufriedenstellende bisherige Behandlung mit geringer Episodenzahl und guter Compliance der Patientin sollte vor einer Schwangerschaft gegeben sein.

Während der Schwangerschaft

Besteht der Entschluss zur Schwangerschaft, so ergibt sich für jeden Stimmungsstabilisierer der ersten Wahl, sei es Lithium, Carbamazepin oder Valproat, das Problem teratogener Nebenwirkungen. Bei Carbamazepin und Valproat ist dabei typischerweise der häufigste teratogene Effekt ein Neuralrohrdefekt. Eine Spina bifida wird unter Valproat-Therapie mit einer Häufigkeit von 2 – 3 % beschrieben. Erniedrigte Folsäurekonzentrationen im Serum können die Häufigkeit solcher Fehlbildungen ansteigen lassen, weswegen bei Patientinnen mit Epilepsie die prophylaktische Folsäuregabe möglichst schon vor Schwangerschaftsbeginn empfohlen und eingeleitet wird. Richtdosis kann dabei eine Folsäuregabe von 5 mg/d während des 1. Schwangerschaftstrimenons sein. Kleinere, in der Regel bis zum Schulalter nicht mehr auffallende Fehlbildungen, sowohl unter Carbamazepin als auch Valproat-Therapie, können Hypertelorismus, tiefsitzende Ohrmuscheln oder auch eine Lippen-Kiefer-Gaumenspalte sein.

Von einem unkritischen generellen Absetzen von Valproat bei Schwangerschaft ist aber trotz dieses Fehlbildungsrisikos zunächst abzuraten. Entgegen landläufiger Meinung wirkt Schwangerschaft auf Patienten mit affektiven Störungen nicht unbedingt psychisch stabilisierend, sondern kann bei Unterlassen einer medikamentösen Prophylaxe eher destabilisierend wirken. Je nach Quelle zeigen zwischen 10 und 30% nichtbehandelter bipolarer Patientinnen eine akute Exazerbation ihrer bipolaren Erkrankung während der Schwangerschaft (Sharma und Persad 1995, Leibenluft 1996, Leibenluft 1997, Hendrick und Altshuler 1998). Überaktivität und Schlaflosigkeit, aber auch Sekundärauswirkungen der Manie wie exzessiver Alkoholgenuss können dabei für das Kind eher schädlich werden als eine fortgeführte Phasenprophylaxe. In der klinischen Realität wird aber ein Schwangerschaftswunsch sicher erst dann bestehen, wenn die Krankheit in den letzten Jahren einen relativ gutartigen Verlauf genommen hat, so dass hier das vorübergehende Absetzen der Phasenprophylaxe vertretbar erscheint. Ähnlich wie Lithium, sollte man aber auch Valproat nicht abrupt absetzen, da dies mit einem deutlich erhöhten Rezidivrisiko einhergeht. Bei entsprechend längerfristiger Planung der Schwangerschaft kann hier ein allmähliches Ausschleichen stattfinden.

Nach der Geburt und während der Stillzeit

Der mit Abstand für einen Rückfall gefährlichste Zeitraum setzt unmittelbar nach der Geburt ein, wo die Mutter starken hormonellen Schwankungen ausgesetzt ist. So wird das Rezidivrisiko in dieser Phase bei nichtbehandelten Patienten auf über 50% geschätzt (Nonacs und Cohen 1998). Die Empfehlung lautet daher, binnen 48 Stunden nach der Geburt wieder mit einer raschen Aufdosierung von Valproat zu beginnen, sodass ein therapeutischer Spiegel möglichst schnell erreicht ist. Bezüglich des Abstillens existieren unterschiedliche Meinungen. Zwar beträgt die Valproatkonzentration der Muttermilch nur $\frac{1}{50}$ der mütterlichen Serumkonzentration, jedoch kann Valproat zu einem höheren Prozentsatz beim Neugeborenen aufgrund der geringeren Exkretionsleistung der Leber akkumulieren. So können in Einzelfällen durchaus „therapeutische" Plasmaspiegel bei Kindern von Valproat-behandelten, stillenden Müttern erreicht werden. Aufgrund des Risikos des fetalen Leberversagens in dieser Altergruppe ist daher von einem Stillen unter Valproat eher abzuraten. Diese Empfehlung gilt aber primär für Patientinnen, die während der Schwangerschaft kein Valproat erhielten. Aufgrund der Plazentagängigkeit werden zum Beispiel die Kinder von Müttern mit einer Valproattherapie aufgrund einer Epilepsie schon intrauterin gegenüber der Substanz andauernd exponiert, weswegen man in der Epileptologie von der Empfehlung des Abstillens abgerückt ist.

Wenn Valproat alleine nicht ausreicht – Kombinationstherapien bei bipolaren Erkrankungen

So wünschenswert eine Monotherapie bei bipolaren Erkrankungen auch erscheinen mag, so sehr steht diesem Ideal die klinische Realität entgegen. Bei vielen schwer erkrankten Patienten ist eine Mehrfachkombination von Stimmungsstabilisierern unumgänglich. Eine Mehrfachkombination sollte dann jedoch nicht eine Akkumulation von Medikamenten sein, die durch das Nicht-Absetzen vorausgegangener wirkungsloser Medikamente zustande kommt, sondern sich als optimiertes Therapieschema im Behandlungsverlauf der Erkrankung ergeben. Die Kombination verschiedener Stimmungsstabilisierer hat dabei durchaus einen festen Platz in den gängigen Therapie-Algorithmen (Frances et al. 1996). Wie eine Untersuchung am „National Institute for Mental Health" (NIMH) in den USA zeigt, nimmt die Häufigkeit einer Kombinationstherapie mehrerer Stimmungsstabilisierer zu, möglicherweise aufgrund einer Zunahme der Anzahl therapierefraktärer Patienten (Denicoff et al. 1997).

Kombination von Valproat mit Lithium und Antiepileptika

Generell kann die Kombination mehrerer Stimmungsstabilisierer die Effizienz der Behandlung verbessern (Abb. **8**) und dabei auch vorherige Nonresponder erfassen. Allerdings können sich genauso auch die Nebenwirkungen der Behandlung verstärken, und zwar manchmal nicht nur additiv, sondern potenzierend. Daher bieten sich einige Kombinationen mehr als andere an. Einen Überblick über gängige Kombinationen, einschließlich der Beurteilung ihrer Effizienz und ihrer Sicherheit, gibt eine kürzlich publizierte Übersichtsarbeit (Freeman und Stoll 1998). Demnach ist die Kombination von Valproat mit Lithium ein sowohl sicheres als auch effektives Vorgehen. In der Akuttherapie der Ma-

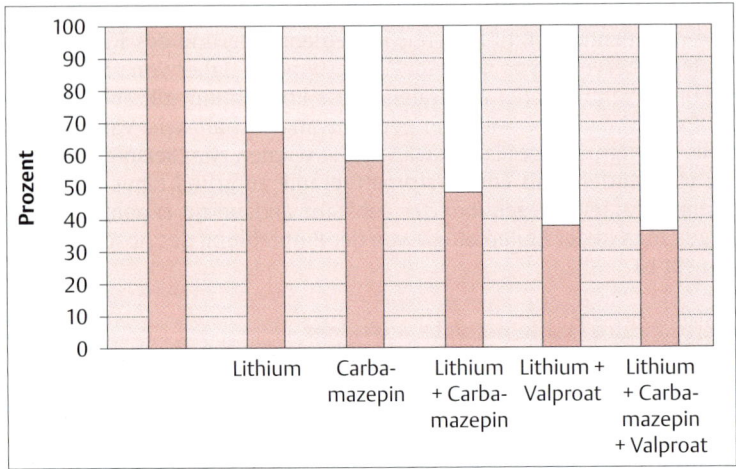

Abb. **8** Therapieerfolg und -versagen: Der Anteil der Patients, die trotz Therapie unverändert nicht gebessert sind, ist dunkelrot dargestellt (nach Denicoff et al. 1997).

nie stellt es eine praktikable Vorgehensweise dar, wenn ein schneller antimanischer Effekt durch ein Valproat-Loading erreicht werden soll, gleichzeitig aber die bisher bestehende, sonst erfolgreiche Phasenprophylaxe mit Lithium nicht ausgesetzt werden soll. Auch in der Prophylaxe kann diese Kombination bei Nonrespondern auf Lithium-Monotherapie Nutzen bringen. So konnte kürzlich eine Studie den deutlichen Vorteil einer Kombinationstherapie von Lithium mit Valproat im Vergleich zu Lithium mit Plazebo in einer doppelblinden Studie zeigen (Solomon et al. 1998). Dies bestätigt den Eindruck einer vorausgegangenen offenen Studie an „Rapid-cycling"-Patients (Sharma et al. 1993) sowie einer retrospektiven Studie (Schaff et al. 1993). Korrelat der additiven Wirkung könnte auf biochemischer Ebene möglicherweise die gemeinsame Wirkung auf die Hemmung des „myristoylated alanine-rich C kinase substrate" (MARCKS) sein (Lenox et al. 1996).

Nebenwirkungen einer solchen Therapie sind dabei als additiv einzustufen, das heißt sie treten in dem Maße auf, wie sie unter der jeweiligen Monotherapie auch auftreten würden. Eine wechselseitige Spiegelbeeinflussung von Lithium und Valproat findet nicht statt.

Dieses Problem stellt sich hingegen bei der Kombination von Valproat mit anderen Antiepileptika. Wechselwirkungen auf die Plasmaspiegel durch Behinderung des hepatischen Metabolismus oder durch Verdrängung aus Plasmaproteinbindungen finden sich zwischen Valproat und Phenobarbital, Carbamazepin, Ethosuximid, Lamotrigin, Felbamat und Diazepam. Für die Behandlung bipolarer Störungen sind dabei insbesondere die Interaktion mit Carbamazepin, Lamotrigin und Diazepam von Relevanz.

In Kombination mit Carbamazepin gegeben, erhöht Valproat die Konzentration des Carbamazepin-10,11-Epoxids, welches für einen Großteil der Carbamazepin-bedingten Nebenwirkungen verantwortlich gemacht wird. Dadurch können Carbamazepin-typische Nebenwirkungen trotz normaler Plasmaspiegel auftreten. Umgekehrt kann der Valproatspiegel durch die Gabe von Carbamazepin durch Induktion des Metabolismus durch Cytochrom P450 3A4 sinken. Klinisch wurden bezüglich der Effizienz einer Kombinationsbehandlung durchaus verstärkende Effekte beschrieben, so verbesserten sich in der offenen Studie von Schaff (Schaff et al. 1993) 69% der Carbamazepin-Nonresponder nach der additiven Gabe von Valproat. Insgesamt scheint aber aufgrund der erhöhten Nebenwirkungsrate diese Kombination eher nur in Einzelfällen empfehlenswert.

Die Kombination von Valproat mit Lamotrigin kann bei Patienten mit „rapid cycling", die auf die Monotherapie mit einer dieser beiden Substanzen nicht hinreichend ansprechen, in Frage kommen (Walden et al. 1996, Calabrese et al. 1999). Beachtet werden muss hierbei, dass Valproat den Lamotrigin-Plasmaspiegel erhöht, weswegen Lamotrigin zur Vermeidung der sonst häufigeren Hautaffektionen noch langsamer aufdosiert werden muss.

Kombination von Valproat mit Neuroleptika und Antidepressiva

Die Kombination von Valproat mit klassischen Neuroleptika ist in Nordamerika die am weitesten verbreitete Kombination zur Behandlung der akuten Manie (Frances et al. 1996). Für eine schnell einsetzende antimanische Behandlung ist sie als hocheffektiv einzustufen. Allerdings wurde auch über vier Fälle einer Valproat-Enzephalopathie unter gleichzeitiger Gabe klassischer Neuroleptika berichtet (van Sweden und van Moffaert 1985). Zur Kombination mit Clozapin gibt es zum einen Hinweise auf eine hohe Effizienz der Behandlung (Kando et al. 1994), zum anderen aber auch einen Fallbericht über das Auftreten von Neurotoxizität (Costello und Suppes 1995). Systematische Untersuchungen zu dieser Kombination stehen allerdings aus. Zur Anwendung kommt diese Kombination im Bereich bipolarer Störungen sicher eher bei Clozapin-vorbehandelten Patienten, die hierauf auch gut ansprachen, aber zur Anfallsprophylaxe eine zusätzliche antiepileptische Medikation benötigen. Hier kommt Carbamazepin aufgrund der gleichgerichteten suppressiven Wirkung auf die Hämatopoese nicht in Frage. Die Erfahrungen zur Kombination mit anderen atypischen Neuroleptika, zum Beispiel Risperidon und Olanzapin, stecken noch in den Kinderschuhen, sodass weder zur Effektivität, noch zu Veränderungen des Nebenwirkungsspektrums eine klare Aussage gemacht werden kann.

Die Kombination mit Antidepressiva gestaltet sich bei Valproat unkompliziert. Dies wird in erster Linie dann der Fall sein, wenn Valproat als Langzeitprophylaxe gegeben wird und bei einer Durchbruchsdepression zusätzlich ein Antidepressivum notwendig wird. Auf kasuistischer Ebene ist dabei eine Wirkungsverstärkung von Amitriptylin durch die Zugabe von Valproat beschrieben (Dietrich und Emrich 1998). Dies bedarf aber sicher noch der weiteren Überprüfung in größeren und kontrollierten Studien.

Valproat bei manisch-depressiven Erkrankungen – die rechtliche Situation zur Verschreibung

Trotz seiner offensichtlich wissenschaftlich erwiesenen Effizienz in der Behandlung bipolarer Störungen wird insbesondere im ambulanten Bereich Valproat erst zögerlich eingesetzt. Grund hierfür ist zum einen die rechtliche Unsicherheit über den Einsatz eines zugelassenen Medikamentes in nicht zugelassener Indikation, zum anderen auch die daran geknüpfte Sorge einer Nichterstattungsfähigkeit dieser Behandlung durch den gesetzlichen Versicherungsträger. Letztere Sorge hat durch die gegenwärtig diskutierten neuen Arzneimittelrichtlinien zusätzlichen Nährboden erhalten.

Studien- versus Zulassungslage

„Valproinsäure ist in der Indikation ‚Manie' die am besten geprüfte Substanz, aber vom BfArM nicht zugelassen."

Zitat aus Benkert und Hippius 1998, S. 89

Beide Punkte stehen dem Einsatz von Valproat bei bipolaren Störungen nicht im Wege. Das sogenannte Aciclovir-Urteil des Oberlandesgerichtes Köln vom 30. Mai 1990 legt die rechtliche Situation zum Einsatz zugelassener Arzneimittel in einer nicht zugelassenen Indikation dar. In dem verhandelten Fall wurde eine Ärztin zu Schadensersatzleistungen verklagt, weil sie das damals bereits für die Behandlung des Herpes labialis zugelassene Aciclovir nicht bei einem Patienten mit einer schweren Herpes-Enzephalitis einsetzte, da es zu diesem Zeitpunkt für diese Indikation noch nicht offiziell zugelassen war. Die wissenschaftliche Effizienz dieser Behandlung war jedoch bereits hinreichend dokumentiert und hätte der behandelnden Ärztin bekannt sein müssen. Das Oberlandesgericht folgerte daraus, dass ärztliches Handeln sich in erster Linie an wissenschaftlicher Effizienz, dann erst an der Zulassungslage orientieren muss, insbesondere wenn Alternativbehandlungen nicht in Frage kommen oder aber das Medikament als Behandlungsstandard angesehen werden kann. Zitat aus dem Urteil:

„… das Arzneimittelgesetz schränkt die Therapiefreiheit des Arztes nicht ein. Es verbietet ihm nicht, ein Arzneimittel, das gegen bestimmte Erkrankungen auf dem Markt ist, auch gegen eine andere Erkrankung einzusetzen, wenn es medizinisch geboten ist. Das gilt insbesondere dann, wenn es bereits als ständige Methode angesehen wird, aber auch, wenn das Arzneimittel medizinisch wissenschaftlich erprobt ist und die Nebenwirkungen bekannt sind. Die fehlende Zulassung nach dem Arzneimittelgesetz ändert daran nichts.“

Auch wenn dieses Prinzip bei der Behandlung bipolarer Erkrankungen mit Valproat oft zutrifft und durch die entsprechenden Therapierichtlinien dokumentiert wird, sollte man dennoch bei den Patienten, bei denen es sich um eine elektive Behandlung außerhalb der Notfallbehandlung einer akuten Manie handelt, auf diese rechtliche Situation hinweisen und besondere Sorgfalt bei der Aufklärung über Wirkung und Nebenwirkung walten lassen. Zumindest als Aktenvermerk sollte man diese Aufklärung auch dokumentieren.

Hinsichtlich der Kostenerstattung einer Behandlung bipolarer Störungen mit Valproat gelten gegenwärtig noch die alten Arzneimittelrichtlinien, die hier keine Beschränkung sehen. Auch sind Kostenargumente bei Valproat, im Unterschied zur Behandlung mit neuen Antidepressiva oder atypischer Neuroleptika, eher zu vernachlässigen. Zwar ist Lithium bei einer durchschnittlichen Tagesdosis geringfügig preisgünstiger als Valproat, durch die Verkürzung der Behandlungszeit einer akuten Manie gleicht sich dies aber mehr als aus (Frye et al. 1996).

Literatur

Benkert, O., H. Hippius: Kompendium der Psychiatrischen Pharmakotherapie. Springer, Berlin 1998

Calabrese, J. R., C. L. Bowden, S. L. McElroy et al.: Efficacy of lamotrigine in bipolar disorder: Preliminary data. In: Mechanisms of Antibipolar Disorder Treatments, hrsg. von H. K. Manji, C. L. Bowden, R. H. Belmaker. American Psychiatric Press, Washington, DC 1999

Chen, S. T., L. L. Altshuler, K. A. Melnyk et al.: Efficacy of lithium vs. valproate in the treatment of mania in the elderly: a retrospective study. J Clin. Psychiatry 60 (1999) 181 – 186

Costello, L. E., T. Suppes: A clinically significant interaction between clozapine and valproate. J. Clin. Psychopharmacol. 15 (1995) 139 – 141

Crawford, P., D. Chadwick, P. Cleland et al.: The lack of effect of sodium valproate on the pharmacokinetics of oral contraceptive steroids. Contraception 33 (1986) 23 – 29

Denicoff, K. D., J. E. Smith, E. R. Disney et al.: Comparative prophylactic efficacy of lithium, carbamazepine, and the combination in bipolar disorder. J. Clin. Psychiatry 58 (1997) 470 – 478

Dietrich, D. E., H. M. Emrich: The use of anticonvulsants to augment antidepressant medication. J. Clin. Psychiatry 59 Suppl 5 (1998) 51 – 58

Frances, A., J. P. Docherty, D. A. Kahn: The Expert Consensus Guideline Series. Treatment of bipolar disorder. J. Clin. Psychiatry 57 Suppl 12a (1996) 3 – 88

Freeman, M. P., A. L. Stoll: Mood stabilizer combinations: a review of safety and efficacy. Am. J. Psychiatry 155 (1998) 12 – 21

Frye, M. A., L. L. Altshuler, M. P. Szuba et al.: The relationship between antimanic agent for treatment of classic or dysphoric mania and length of hospital stay. J. Clin. Psychiatry 57 (1996) 17 – 21

Grossman, F.: A review of anticonvulsants in treating agitated demented elderly patients. Pharmacotherapy 18 (1998) 600 – 606

Hendrick, V., L. L. Altshuler: Management of the pregnant bipolar patient. J. Bipolar Disorder 2 (1998) 37 – 39

Kando, J. C., M. Tohen, J. Castillo, F. Centorrino: Concurrent use of clozapine and valproate in affective and psychotic disorders. J. Clin. Psychiatry 55 (1994) 255 – 257

Leibenluft, E.: Women with bipolar illness: clinical and research issues. Am. J. Psychiatry 153 (1996) 163 – 173

Leibenluft, E.: Issues in the treatment of women with bipolar illness. J. Clin. Psychiatry 58 Suppl 15 (1997) 5 – 11

Lenox, R. H., R. K. McNamara, J. M. Watterson, D. G. Watson: Myristoylated alanine-rich C kinase substrate (MARCKS): a molecular target for the therapeutic action of mood stabilizers in the brain? J. Clin. Psychiatry 57, Suppl. 13 (1996) 23 – 31

McElroy, S. L., S. M. Strakowski, S. A. West et al.: Phenomenology of adolescent and adult mania in hospitalized patients with bipolar disorder. Am. J. Psychiatry 154 (1997) 44–49

McFarland, B. H., M. R. Miller, A. A. Straumfjord: Valproate use in the older manic patient. J. Clin. Psychiatry 51 (1990) 479–481

Nonacs, R., L. S. Cohen: Postpartum mood disorders: diagnosis and treatment guidelines. J Clin. Psychiatry 59, Suppl. 2 (1998) 34–40

Papatheodorou, G., S. P. Kutcher, M. Katic, J. P. Szalai: The efficacy and safety of divalproex sodium in the treatment of acute mania in adolescents and young adults: an open clinical trial. J. Clin. Psychopharmacol 15 (1995) 110–116

Schaff, M. R., J. Fawcett, J. M. Zajecka: Divalproex sodium in the treatment of refractory affective disorders. J. Clin. Psychiatry 54 (1993) 380–384

Schneider, A. L., C. S. Wilcox: Divalproate augmentation in lithium-resistant rapid cycling mania in four geriatric patients. J. Affect. Disord. 47 (1998) 201–205

Sharma, V., E. Persad: Effect of pregnancy on three patients with bipolar disorder. Ann. Clin. Psychiatry 7 (1995) 39–42

Sharma, V., E. Persad, D. Mazmanian, K. Karunaratne: Treatment of rapid cycling bipolar disorder with combination therapy of valproate and lithium. Can. J. Psychiatry 38 (1993) 137–139

Solomon, D. A., G. I. Keitner, C. E. Ryan, I. W. Miller: Lithium plus valproate as maintenance polypharmacy for patients with bipolar I disorder: a review. J. Clin. Psychopharmacol 18 (1998) 38–49

Steele, M., S. Fisman: Bipolar disorder in children and adolescents: current challenges. Can. J. Psychiatry 42 (1997) 632–636

van Sweden, B., M. van Moffaert: Valproate as psychotropic agent. Interactions and adverse cerebral reactions. Acta Psychiatr. Scand. 72 (1985) 315–317

Walden, J., H. Grunze: Bipolare affektive Störungen. Ursache und Behandlung. Thieme, Stuttgart, New York 1998

Walden, J., B. Hesslinger, D. van Calker, M. Berger: Addition of lamotrigine to valproate may enhance efficacy in the treatment of bipolar affective disorder. Pharmacopsychiatry 29 (1996) 193–195

West, S. A., P. E. Keck, S. L. McElroy et al.: Open trial of valproate in the treatment of adolescent mania. J. Child Adolesc. Psychopharmacol. 4 (1994) 263–267

West, S. A., S. M. Strakowski, K. W. Sax et al.: The comorbidity of attention-deficit hyperactivity disorder in adolescent mania: potential diagnostic and treatment implications. Psychopharmacol. Bull. 31 (1995) 347–351

Zimmer, J. G., N. Watson, A. Treat: Behavioral problems among patients in skilled nursing facilities. Am. J. Public Health 74 (1984) 1118–1121

Weiterführende Literatur

Akiskal, H. S.: The prevalent clinical spectrum of bipolar disorders: beyond DSM-IV. J Clin. Psychopharmacol. 16 (1996) 4 S – 14 S

Akiskal, H. S., E. G. Hantouche, M. L. Bourgeois et al.: Gender, temperament, and the clinical picture in dysphoric mixed mania: Findings from a French national study (EPIMAN). J. Affect. Disord. 50 (1998) 175 – 186

Altshuler, L. L., V. Hendrick, L. S. Cohen: Course of mood and anxiety disorders during pregnancy and the postpartum period. J. Clin. Psychiatry 59 Suppl 2 (1998) 29 – 33

Altshuler, L. L., R. M. Post, G. S. Leverich et al.: Antidepressant-induced mania and cycle acceleration: a controversy revisited. Am. J. Psychiatry 152 (1995) 1130 – 1138

Arnold, G., K. M. Einhäupl: Valproinsäure in der prophylaktischen Behandlung der Migräne. Nervenarzt 69 (1998) 913 – 918

Bartels, H.: Plasmakonzentration und „therapeutischer Bereich" von Valproinsäure. In: Valproinsäure, hrsg. von G. Krämer, M. Laub. Springer Verlag, Berlin, Heidelberg, New York 1998, pp. 98 – 105

Bauer, M., A. Ströhle: Behandlungsstrategien bei prophylaxeresistenten bipolaren Störungen. Nervenarzt 70 (1999) 587 – 599

Bowden, C. L.: Rapid-cycling bipolar disorder: How to define it, how to treat it. J. Bipolar Disorder 2 (1998) 14 – 18

Bowden, C. L., A. M. Brugger, A. C. Swann et al.: Efficacy of divalproex vs lithium and placebo in the treatment of mania. The Depakote Mania Study Group. JAMA 271 (1994) 918 – 924

Calabrese, J. R., C. L. Bowden, M. J. Woyshville: Lithium and the anticonvulsants in the treatment of bipolar disorder. In: Psychopharmacology: The fourth generation of progress, hrsg. von F. E. Bloom, D. J. Kupfer. Raven Press, New York 1995, pp. 1099 – 1111

Calabrese, J. R., S. H. Fatemi, M. Kujawa, M. J. Woyshville: Predictors of response to mood stabilizers. J. Clin. Psychopharmacol. 16 (1996) 24 S – 31 S

Cassidy, F., E. Murry, K. Forest, B. J. Carroll: Signs and symptoms of mania in pure and mixed episodes. J. Affect. Disord. 50 (1998) 187 – 201

Coryell, W., C. Turvey, J. Endicott et al.: Bipolar I affective disorder: predictors of outcome after 15 years. J. Affect. Disord. 50 (1998) 109 – 116

Davis, R., D. H. Peters, D. McTavish: Valproic acid. A reappraisal of its pharmacological properties and clinical efficacy in epilepsy. Drugs 47 (1994) 332 – 372

Dunn, R. T., M. A. Frye, T. A. Kimbrell et al.: The efficacy and use of anticonvulsants in mood disorders. Clin. Neuropharmacol. 21 (1998) 215 – 235

Dunner, D. L.: Differential diagnosis of bipolar disorder. J. Clin. Psychopharmacol. 12 (1992) 7 S – 12 S

Emilien, G., J. M. Maloteaux, A. Seghers, G. Charles: Lithium compared to valproic acid and carbamazepine in the treatment of mania: a statistical meta-analysis. Eur. Neuropsychopharmacol. 6 (1996) 245 – 252

Fariello, R., M. C. Smith: Valproate. Mechanism of action. In: Antiepileptic drugs, hrsg. von R. H. Levy, F. E. Dreifuss, R. H. Mattson, et al. Raven Press, New York 1989, pp. 567 – 575

Frances, A., J. P. Docherty, D. A. Kahn: The Expert Consensus Guideline Series. Treatment of bipolar disorder. J Clin. Psychiatry 57, Suppl. 12a (1996) 3 – 88

Freeman, M. P., A. L. Stoll: Mood stabilizer combinations: a review of safety and efficacy. Am. J. Psychiatry 155 (1998) 12 – 21

Frye, M. A., L. L. Altshuler: Selection of initial treatment for bipolar disorder, manic phase. Mod. Probl. Pharmacopsychiatry. 25 (1997) 88 – 113

Goldberg, J. F., M. Harrow, L. S. Grossman: Course and outcome in bipolar affective disorder: a longitudinal follow-up study. Am. J. Psychiatry 152 (1995) 379 – 384

Goodwin, F. K., S. N. Ghaemi: Understanding manic-depressive illness. Arch. Gen. Psychiatry 55 (1998) 23 – 25

Greil, W., N. Kleindienst, S. Schlösser: Medikamentöse Rezidivprophylaxe affektiver Störungen. In: Therapie psychiatrischer Erkrankungen, hrsg. von H.-J. Möller. Enke, Stuttgart 1999, pp. 424 – 450

Grunze, H.: Medikamentöse Therapie der Manie. In: Therapie psychiatrischer Erkrankungen, hrsg. von H.-J. Möller. Enke, Stuttgart 1999a, pp. 321 – 334

Grunze, H., S. Schlösser, B. Amann, J. Walden: Anticonvulsant drugs in bipolar disorder. Dialogues in Clinical Neuroscience 1 (1999 b) 24 – 40

Grunze, H., S. Schlösser, J. Walden: Neue Perspektiven in der Akutbehandlung bipolarer Depressionen. PTT 6 (1999 c) 53 – 59

Hlastala, S. A., E. Frank, A. G. Mallinger et al.: Bipolar depression: an underestimated treatment challenge. Depress. Anxiety 5 (1997) 73 – 83

Jamison, K. R.: Stigma of manic depression: a psychologist's experience. Lancet 352 (1998) 1053

Keck, P. E., S. L. McElroy: Outcome in the pharmacologic treatment of bipolar disorder. J. Clin. Psychopharmacol. 16 (1996) 15 S – 23 S

Keller, M. B., P. W. Lavori, W. Coryell et al.: Differential outcome of pure manic, mixed/cycling, and pure depressive episodes in patients with bipolar illness. JAMA 255 (1986) 3138 – 3142

Ketter, T. A., M. A. Frye, G. Cora-Locatelli et al.: Metabolism and excretion of mood stabilizers and new anticonvulsants. Cellular and Molecular Neurobiology 19 (1999) 511 – 532

König, St. A., C. E. Elger, F. Vasella et al.: Empfehlungen zu Blutuntersuchungen und klinischer Überwachung zur Früherkennung des Valproat-assoziierten Leberversagens. Nervenarzt 69 (1998) 835 – 840

Krüger, S., P. Bräunig, L. T. Young: Biological treatment of rapid-cycling bipolar disorder. Pharmacopsychiatry 29 (1996) 167 – 175

Kusumakar, V., L. N. Yatham, D. R. Haslam et al.: The foundations of effective management of bipolar disorder. Can. J. Psychiatry 42 Suppl 2 (1997a) 69 S – 73 S

Kusumakar, V., L. N. Yatham, D. R. Haslam et al.: Treatment of mania, mixed state, and rapid cycling. Can J Psychiatry 42 Suppl 2 (1997 b) 79 S – 86 S

Leibenluft, E.: Women with bipolar illness: clinical and research issues. Am. J. Psychiatry 153 (1996) 163 – 173

Licht, R. W.: Drug treatment of mania: a critical review. Acta Psychiatr. Scand. 97 (1998) 387 – 397

Maes, M., J. R. Calabrese: Mechanisms of action of valproate in affective disorders. In: Anticonvulsants in mood disorder, hrsg. von R. T. Joffe, J. R. Calabrese. Marcel Dekker, New York 1994, pp. 93 – 110

Manji, H. K., G. Chen, J. K. Hsiao et al.: Regulation of signal transduction pathways by mood-stabilizing agents: implications for the delayed onset of therapeutic efficacy. J Clin. Psychiatry 57, Suppl. 13 (1996) 34 – 46

McElroy, S. L., S. M. Strakowski, S. A. West et al.: Phenomenology of adolescent and adult mania in hospitalized patients with bipolar disorder. Am. J. Psychiatry 154 (1997) 44 – 49

Meldrum, B. S.: Update on the mechanism of action of antiepileptic drugs. Epilepsia 37, Suppl. 6 (1996) S4 – 11

Niedermier, J. A., H. A. Nasrallah: Clinical correlates of response to valproate in geriatric inpatients. Ann. Clin. Psychiatry 10 (1998) 165 – 168

Penry, J. K., J. C. Dean: The scope and use of valproate in epilepsy. J Clin. Psychiatry 50, Suppl. (1989) 17 – 22

Post, R. M., K. D. Denicoff, M. A. Frye, G. S. Leverich: Algorithms for bipolar mania. Mod. Probl. Pharmacopsychiatry 25 (1997) 114 – 145

Post, R. M., M. A. Frye, K. D. Denicoff et al.: Beyond lithium in the treatment of bipolar illness. Neuropsychopharmacology 19 (1998) 206 – 219

Post, R. M., T. A. Ketter, K. Denicoff et al.: The place of anticonvulsant therapy in bipolar illness. Psychopharmacology 128 (1996) 115 – 129

Sachs, G. S.: Bipolar mood disorder: practical strategies for acute and maintenance phase treatment. J. Clin. Psychopharmacol. 16 (1996) 32 S – 47 S

Schmidt, D.: Adverse effects of valproate. Epilepsia 25, Suppl. 1 (1984) S44 – S49

Sharma, V., L. N. Yatham, D. R. Haslam et al.: Continuation and prophylactic treatment of bipolar disorder. Can J Psychiatry 42, Suppl. 2 (1997) 92 S – 100 S

Small, J. G., M. H. Klapper, V. Milstein et al.: Comparison of therapeutic modalities for mania. Psychopharmacol. Bull. 32 (1996) 623 – 627

Steele, M., S. Fisman: Bipolar disorder in children and adolescents: current challenges. Can. J. Psychiatry 42 (1997) 632 – 636

Suppes, T., R. J. Baldessarini, G.L. Faedda et al.: Discontinuation of maintenance treatment in bipolar disorder: risks and implications. Harv. Rev. Psychiatry 1 (1993) 131 – 144

Tondo, L., R. J. Baldessarini: Rapid cycling in women and men with bipolar manic-depressive disorders. Am. J. Psychiatry 155 (1998) 1434–1436

Viguera, A. C., A. S. Cohen: The course and management of bipolar disorder during pregnancy. Psychopharmacol Bull. 34 (1998) 339–346

Walden, J., H. Grunze: Bipolare affektive Störungen. Ursache und Behandlung. Thieme, Stuttgart, New York 1998

Walden, J., H. Grunze, S. Schlösser et al.: Empfehlungen für die Behandlung bipolarer affektiver Störungen. PTT (1999) 115–123

Walden, J., B. Heßlinger, H. Grunze, M. Berger: Behandlung psychischer Erkrankungen mit dem Antiepileptikum Valproat. Nervenheilkunde 16 (1997) 12–18

Walden, J., C. Normann, J. Langosch, H. Grunze: Wirksamkeitsprädiktoren für Phasenprophylaktika (Stimmungsstabilisierer) bei bipolaren affektiven Störungen. Fortschr. Neurol. Psychiatr. 67 (1999) 75–80

Yatham, L. N., V. Kusumakar, S. V. Parikh et al.: Bipolar depression: treatment options. Can. J Psychiatry 42, Suppl. 2 (1997) 87 S–91 S

Sachverzeichnis